PROF. DR. JOHANNES HUBER
Es existiert

W0090239

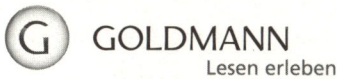
GOLDMANN
Lesen erleben

Buch

Die Evolution steht vor einem Sprung, der alles verändern wird. Menschen haben eine Aura, die sich fühlen lässt, Gedanken können sich übertragen und manchmal ist es, als hätten wir tatsächlich einen Schutzengel. Die Wahrheit hinter übersinnlichen Phänomenen verrät der renommierte Mediziner Johannes Huber ausgehend von aktuellen Forschungsergebnissen. Heraus kommt ein neues, faszinierendes Bild des Menschen, das uns neue Möglichkeiten unserer Spezies vor Augen führt.

Autor

Prof. Dr. Johannes Huber ist Leiter der klinischen Abteilung für gynäkologische Endokrinologie am AKH Wien. Er gilt als »Hormonpapst« und hat bereits mehrere erfolgreiche Ratgeber veröffentlicht.

PROF. DR. JOHANNES HUBER

ES EXISTIERT

Warum wir an Selbstheilung, Schutzengel
und die Aura glauben können

Aufgezeichnet von
Andrea Fehringer und Thomas Köpf

GOLDMANN

Sollte diese Publikation Links auf Webseiten Dritter enthalten, so übernehmen wir für deren Inhalte keine Haftung, da wir uns diese nicht zu eigen machen, sondern lediglich auf deren Stand zum Zeitpunkt der Erstveröffentlichung verweisen.

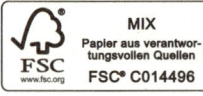

Verlagsgruppe Random House FSC® N001967

4 . Auflage
Vollständige Taschenbuchausgabe September 2018
© 2018 Wilhelm Goldmann Verlag, München,
in der Verlagsgruppe Random House GmbH,
Neumarkter Str. 28, 81673 München
© 2016 der Originalausgabe edition a, Wien
Umschlaggestaltung: UNO Werbeagentur, München, nach einer Gestaltung von Jaehee Lee
JG · Herstellung: cb
Satz: Hidsch
Druck und Bindung: GGP Media GmbH, Pößneck
Printed in Germany
ISBN 978-3-442-22232-2

www.goldmann-verlag.de

Besuchen Sie den Goldmann Verlag im Netz
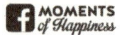 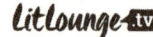 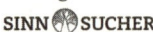

INHALT

Einleitung

Auf der Suche nach Wundern hat der Mensch den Blick immer nach vorne oder nach oben gerichtet und das Fantastische im Außen gesucht.

Er hat dabei nur in eine Richtung geschaut.

Das größte Weltwunder liegt im Inneren und ist er selbst. Als Mediziner hat man zwei gute Nachrichten, deren Tragweite wir erst nach und nach erkennen. Wir erleben gerade einen Schub in der Weiterentwicklung unserer Spezies. Wir schaffen den nächsten Schritt auf der Treppe der Evolution. Wir bewegen uns, verändern uns, alles ist Transformation.

Der neue Mensch entsteht, wächst, teilweise noch im Brutkasten der Verwandlung.

Willkommen in einer neuen Ära, die Zeiten könnten spannender nicht sein. Auch wenn heutzutage angesichts globaler Unwägbarkeiten wenig dafür spricht: Wir werden intelligenter. Das Gehirn bekommt ein Upgrade. Der Mensch 2.0 passiert, und er wird deutlich älter. Die DNA, unsere ganze Art verändert sich und die Welt gleich mit.

Das bringt mich zur zweiten guten Nachricht. Viele Dinge, die früher Hokuspokus waren, Mächte und Mysterien, sind heute wissenschaftlich erklärbar. Die Wissenschaft rümpft nicht mehr die Nase, wenn es um übergeordnete Phänomene geht. Weil sich der Nebel des Zweifels langsam, aber sicher legt.

Die Forschung übertrifft sich Jahr um Jahr aufs Neue. 2014 ging der Nobelpreis für Medizin an die Entdecker der sogenannten Place Cells, in denen sich jeder Ort, den wir erreichen, im Gehirn abspeichert. Diese Erkenntnis zeigt: Menschen können an einem Ort verwurzelt sein. Orte können Menschen in besonderer Weise beeinflussen, sie werden magisch. Menschen kehren immer wieder an Orte zurück, die sie positiv oder negativ belegen. Und Orte können Kraft spenden.

Erstaunliches passiert. Herzensangelegenheiten gewinnen an Bedeutung. So wie der innerste Kern der Erde ein flüssiger Eisenmagnet ist, der den ganzen Planeten beeinflusst und schützt, genauso ist das Herz als Zentrum des Körpers ein Eisenmagnet, konkret durch das Hämoglobin. Die Magnetfelder reichen mehrere Meter und lassen sich messen: als elektromagnetische Kraft, die das Körpergefühl bestimmt, die Ausstrahlung bewirkt und den Menschen beeinflusst, sogar seine Heilung. Seitdem man auch Nervenreaktionen bildgebend darstellen kann, weiß auch die Schulmedizin, dass Meditation und Gebete organische Auswirkungen haben können.

Der verantwortliche Vermittler ist der Nervus vagus, der vom Gehirn ausgehend alle Körperteile durchzieht und von dort wieder Situationsmeldungen zurück ans Gehirn gibt. Er ist der Nerv mit Stethoskop. Der Doktor in uns. Das Missing Link.

Dann wäre da noch die Haut als umspannendes Wunder. Die Schweißdrüsen der Haut wirken wie kleine Antennen. Sie können empfangen und senden. Das ermöglicht eine nicht sensorische Kommunikation, früher hat man Aura dazu gesagt, Gefühl und Charisma.

Herzensbildung. Energie. Heilung. Schwingungen. Kraftplätze. Karma. Wünsche ans Universum. Alles Humbug? Heute gibt es nur andere Wörter dafür, der Sinn dahinter hat sich nicht wirklich geändert. Vieles, was noch vor kurzem als esoterisches Geschwätz abgekanzelt worden wäre, ist messbar, wissenschaftlich anerkannt, mithin real.

Wir wissen, dass es mehr gibt als das fürs Auge Sichtbare. Mit Recht sagt man, es gibt viel mehr. Das Übersinnliche, es existiert. Das, was Menschen in Wundern sehen, Glück, Schutzengel, Energie, Gott, kann wahr sein. Der deutsche Neurophysiologe Wolf Singer sagte vor einiger Zeit, er lebe mit der Gewissheit, dass das, was sich uns erschließt, nur ein Teil von etwas Größerem, nicht Erfassbarem sein kann.

Hirnforscher meinen zunehmend, dass es jenseits der hormonell gesteuerten Bewusstseinswelten noch andere Wirklichkeiten gäbe. Der Umstand, dass wir diese nicht annähernd in ihrer Gesamtheit verstehen, ist noch lange kein Beweis dafür, dass es sie nicht gibt. Alles ist da. Ob wir daran glauben, den Kopf schütteln oder in einem stillen Moment in uns hineinhorchen und auf einmal begreifen.

Von diesen fantastischen Dingen in Form von neuen medizinischen Erkenntnissen und Überlegungen soll hier berichtet werden. Vom Umstand, dass der Mensch immer schon neugierig war, hinter die Kulissen zu schauen und sich zu fragen, was hinter dem roten Vorhang versteckt ist. Im Theater gibt es auch nicht nur Bühne und Publikum. Hinter die Kulissen zu schauen ist das, was visionäre Wissenschaftler ausmacht. Diese Forscher erkennen: Evolution passiert, und es existiert – mehr.

Prof. DDr. Johannes Huber,
Wien, August 2016

TEIL 1

Der neue Mensch

Der neue Mensch

Die physiologischen Auffälligkeiten haben sich abgezeichnet. Alles neu macht der Mensch. Da wächst etwas heran, aus sich heraus und über sich hinaus. Bei Kindern können wir das beobachten. Sie verändern sich zusehends, es gibt eine erstaunliche Beschleunigung im Wachstum bei der Geburt und in der Pubertät. Die Folge: Wenn sich der Körper ändert, ändert sich auch der Geist, das Bewusstsein.

Zuletzt ist so ein Schub vor 10.000 Jahren passiert. Zur Zeit der neolithischen Revolution. Die Menschen entwickelten ein Gehirn, das fähig war, einen sozialen Zusammenhalt zu schaffen. Jäger und Sammler ließen sich nieder, wurden sesshaft. Eine neue Epoche brach an.

Heute befindet sich der Mensch wieder an so einer Weggabelung. Links steht das Schild Homo sapiens sapiens: der Mensch, der Bescheid weiß und reif ist, Höheres zu erreichen. Rechts steht das Schild Homo sapiens bestialis, der Mensch, der ein Raubtier bleiben will.

Der eine Weg führt zu einem umfassenden Bewusstsein, möglicherweise zu neuen Fähigkeiten wie einem hochsensiblen Einfühlungsvermögen, das an Telepathie grenzt, kurzum zu einer Zukunft in intelligenter Harmonie.

Der andere Weg führt zu einem neuen Menschen, der zwar alle Voraussetzungen mit sich bringt, gescheiter zu werden, trotzdem aber in eine Steinzeitnatur zurückfällt.

Er stellt das Faustrecht über das Recht der Allgemeinheit. Er schwingt die Keule, nicht den Geist.

Wohin der Mensch seinen Weg fortsetzt, ist die große Frage. Ob es in die Brutalität oder in die Humanität hineingeht, das weiß man nicht. Wie auch immer, die Weggabelung ist erreicht. Man könnte sagen, wir stehen am Scheideweg des Schicksals.

Und die Evolutionsbiologen blinzeln: Was wird im 21. Jahrhundert passieren – bevor es zu Ende geht?

1

Größer, breiter, gescheiter

Die Geburt des neuen Menschen

Es existiert.

Es geht weiter.

Es, die Evolution.

Wir sehen sie nicht, aber sie ist schon im Gange.

Die Verwandlung des Menschen.

Ein neuer Homo sapiens erscheint am Horizont.

Der neue Mensch.

Er existiert.

Der Mensch, wie er jetzt ist, ist nicht der Endpunkt der Evolution, das dürfen wir als sicher annehmen. Mutter Natur hat noch große Erzählungen vorbereitet und ist drauf und dran, sie auch umzusetzen. Die Evolution bleibt nicht stehen, auch das dürfen wir als sicher annehmen. Sofern wir uns jetzt nicht in die Luft sprengen mit unserem Raumschiff Erde, wird es uns noch eine Zeit lang geben. Die Frage ist nur: in welcher Form, in welcher Gestalt, in welcher Ausführung?

Eine Verwandlung des Menschen ist ein transhumaner Schritt. Mitunter ein großer. So wie einst vom Schimpansen zum Homo sapiens ereignet sich jetzt ein Progress vom Homo sapiens zum Homo sapiens sapiens. Der Übergang zu diesem neuen Menschen ist keine leichtfertige Behauptung, kein überzogener Gedanke, keine Utopie. Es scheinen sich gewisse Symptome abzuzeichnen. Eine ganze Reihe von Indizien.

In den Vereinigten Staaten ist der Transhumanismus im Gegensatz zu Europa schon ein großes Thema. Dort versteht man darunter allerdings, dass man dem Menschen Chips ins Gehirn einsetzt oder künstliche Gelenke einbaut, die mehr Bewegung ermöglichen. Der vorhandene Mensch soll verbessert werden, man strebt ein ausgereifteres Modell an, als wir jetzt haben. Es soll weniger anfällig, länger haltbar und leichter zu reparieren sein. An eine ganz neue Serie wird dabei nicht gedacht. Ein Evolutionssprung ist der Transhumanismus für die Amerikaner nicht. Sie stellen sich nicht vor, dass der Mensch jetzt das Gleiche macht, was er vor hunderttausend Jahren mit den Primaten gemacht hat: nämlich, dass er hier aufspringt und dort als eine andere Spezies landet. Dass er sich verwandelt.

Genau das zeichnet sich aber ab. Eine Verwandlung des Menschen. Sie drückt sich zunächst in ganz einfachen Parametern aus, die wir bei uns im Wiener AKH schon seit einem halben Jahrhundert untersuchen. Als Gynäkologe war ich bei diesen Verwandlungsbeobachtungen sozusagen von Geburt an dabei.

Wir haben das Körpergewicht, den Körperumfang, den Schulterumfang, die Körpergröße und den Kopfumfang der Neugeborenen untersucht. Diese anthropomorphen Parameter, wie man sie nennt, haben wir über fünfzig Jahre hinweg an 80.000 Babys evaluiert und dabei hochsignifikant gesehen: Die Kinder werden immer größer.

Sie werden immer dicker, die Schultern werden immer breiter, und der Kopfumfang wird immer größer.

Der Grund, warum wir überhaupt auf die Idee kamen, diese Parameter zu messen, war die Tatsache, dass die Kaiserschnitte immer mehr zunahmen. Wir fragten uns, ob vaginale Geburten irgendwann noch möglich sein würden oder ob wir unsere Kinder nur noch mit Kaiserschnitt holen könnten. Wir fragten uns das nicht, weil wir Gynäkologen nicht auf ewig mitten in der Nacht zu normalen Geburten aufstehen wollten, sondern weil die natürliche Art, auf die Welt zu kommen, immer schwieriger wurde.

Die Gedankenkette lässt sich weiterführen. Größere Babys haben einen größeren Kopf. In einen größeren Kopf passt ein größeres Gehirn.

Steckt in einem größeren Gehirn automatisch mehr Verstand?

Die Möglichkeit besteht. In der Medizin wissen wir, dass selbst noch im Erwachsenenalter bestimmte Hormone wie zum Beispiel das Östrogen für das Volumen bestimmter Teile des Gehirns mitverantwortlich sind. Das heißt, das Östrogen steuert, dass ein gewisses Quantum an Nervenzellen in diesem Areal erhalten bleibt. Das wiederum bedeutet, dass nicht nur das Gehirn als Gesamtgröße, sondern auch die Anzahl der Neurone vermehrt werden können. Wenn mit dem Gehirn die Menge der Neurone wachsen kann, dann könnte es sein, dass wir von Natur aus immer gescheiter werden.

Dass der Mensch immer größer wird, ist an sich keine neue Entwicklung. Im Laufe der Zeit ist er immer gewachsen. Wenn wir in der Geschichte zurückschauen, sehen wir es an den römischen Sarkophagen und noch besser an den Grabstätten der einfachen Menschen, die ohne den Zierrat der Reichen begraben wurden. Ihre Skelette waren klein. Auch wenn wir uns die Betten der Menschen im Mittelalter anschauen, kommt uns zu Bewusstsein, was für Zwerge wir einmal waren. Nehmen wir nur das Bett der Kaiser im Kloster El Escorial bei Madrid. Da würde heute, legte man ihn zum Vergleich daneben, selbst ein Dreizehnjähriger nur noch mit Mühe hineinpassen.

Letzten Endes sehen wir es an uns selbst. Als ich in der Schule war, war ich einer der Größten. Wenn ich heute im AKH in den Aufzug einsteige, sind die Studenten alle um einen Kopf größer als ich. Ich schaue gern zu ihnen auf. Und ich bin sicher nicht der Einzige, der sich hin und wieder so klein fühlt.

Das Phänomen lässt sich nicht nur über lange Zeitspannen hinweg beobachten, es hat auch Pendants. Die gleiche Entwicklungsbeschleunigung zeigt sich in der Pubertät. Bei Jugendlichen ist sie ein körpereigenes Merkmal. Manche scheinen von einem Tag auf den anderen über sich hinauszuwachsen.

Etwas in der Art beobachtete auch ein gewisser James Flynn in den 1950ern, die *Welt am Sonntag* berichtete darüber. In der High School hatte er Basketball gespielt und viele Matches gewonnen. Als er fünf Jahre später gegen eine High-School-Mannschaft antrat, überragten ihn baumlange Jünglinge, gegen die er und seine Kollegen keine Chance mehr hatten. Sie waren nicht nur größer, sondern auch um einiges schneller als er, konnten mit der linken genauso gut werfen wie mit der rechten Hand und hatten auch sonst Tricks drauf, mit denen sie die Älteren austricksten.

Dreißig Jahre später fiel Flynn, mittlerweile Professor für Politikwissenschaften in Neuseeland, auf, dass in einigen Ländern die IQ-Werte stetig anstiegen. Er erinnerte sich an seine Basketballzeit und wurde neugierig. Ebenso, dachte er, müsste es doch mit der Intelligenz sein. Die Kollegenschaft war skeptisch, weil Zwillingsstudien längst ergeben hatten, dass Intelligenz zu siebzig Prozent vererbt wird. Der IQ müsse also über die Generationen hinweg stabil bleiben. Der Flynn-Effekt galt lange Zeit als statistischer Fehler.

2015 bekam James Flynn dann doch Recht. Es waren Forscher der Universität Wien, die erstmals einen weltweiten Anstieg des IQ im 20. Jahrhundert nachwiesen, und der Unterschied war durchaus nennenswert. Der Gesamt-IQ liegt dreißig Punkte höher als 1909. Die *Welt am Sonntag* schrieb: *Wer es heute auf einen durchschnittlichen IQ von hundert bringt, hätte vor einem Jahrhundert einen IQ von hundertdreißig gehabt und als hochbegabt gegolten.*

Das entspricht drei Punkten pro Dekade, wobei der Anstieg nicht immer und in allen Weltregionen gleich war. In Deutschland war der IQ während der beiden Weltkriege gleich geblieben. In der Zwischenkriegszeit und ab 1950 machte er gewaltige Bocksprünge nach oben. Asien startete auf etwas niedrigerem Niveau als Europa, holte dafür aber dramatischer auf. Letztlich, war in dem Artikel zu lesen, wird er überall auf gleichem Level landen.

Es hat also in der Geschichte durchaus solche Entwicklungen der körpermorphen Parameter gegeben. Allerdings nie so rasant. Nie so auffällig. Jetzt scheint sich eine Explosion zu ereignen.

Das wirft eine ganze Reihe von Fragen auf. Allen voran: Wodurch ist diese Akzeleration ausgelöst, die ja kontinuierlich immer da war? Salopp gesagt: Wer oder was gibt da plötzlich so Gas? Und natürlich: Warum?

Was liegt dahinter? Ist da ein Mechanismus am Werk, der mehr kann, als Riesen zu produzieren? Ist dieser Mechanismus möglicherweise dazu geeignet, einen noch größeren Quantensprung zu ermöglichen? Ist es denkbar, dass sich im Zuge dessen das Gehirn vergrößert, die Anzahl der Neurone zunimmt und damit ein anderes Bewusstsein geschaffen wird? Und wenn ja, was lässt uns das noch erwarten?

Es ist durchaus möglich, auf ein paar dieser Fragen schlüssige Antworten zu geben.

Der Mechanismus, der hinter der Wachstumsexplosion liegt, hat etwas mit zwei Worten zu tun, die der Größe der Ereignisse so gar nicht entsprechen. Im Gegenteil, sie sind überhaupt nicht sexy. Die Rede ist von Insulin und Glukose. Die beiden, das Insulin als ein Wachstumsfaktor und die Glukose als Bestandteil der Nahrung, bewirken im Zusammenspiel des menschlichen Organismus mit den äußeren Umständen dennoch Erstaunliches.

Dass und wie sehr dieser Mechanismus in der Lage ist, in die Entwicklung des Menschen einzugreifen, beweist uns schon die Schwangerschaft. Deswegen ist sie für die Evolution so wichtig. Werfen wir einen Blick darauf.

Um das Kind in der Gebärmutter ausreichend zu ernähren, entwickelt die Frau in der Schwangerschaftszeit ein

Überangebot an Insulin und ein Überangebot an Glukose, sprich an Zucker.

Man kann sich das so vorstellen:

Die schwangere Frau macht ihre eigenen Zellen für die Kohlenhydrate, für das Insulin zu. Eigentlich genauso, wie es auch Diabetiker machen. Was einiges zur Folge hat. Der Zuckergehalt im Blut steigt an. Die Bauchspeicheldrüse möchte den Zucker aber trotzdem irgendwie in die Zelle transportieren. Um das in diesen großen Mengen zu schaffen, steigt das Insulin an. Unschwer, sich vorzustellen, dass da ordentlich geschuftet wird.

Wozu der ganze Aufwand? Immerhin kann diese erhöhte Produktion, wenn sie pathologisch entgleist, was ja in der Evolution immer möglich ist, zu Schwangerschaftsdiabetes führen. Ist das ganze Tamtam der Mühe wert?

Es ist nicht nur der Mühe wert, es ist sogar lebensnotwendig. Das Risiko muss eingegangen werden, aus gutem Grund. Die hohen Insulinkonzentrationen und vor allem der hohe Zucker der Mutter stehen nun auch dem Baby zur Verfügung, und es beginnt, seine Hirnentwicklung zu beschleunigen. Ein Mechanismus, der wahrscheinlich für die evolutionäre Hirnentwicklung von hoher Bedeutung war.

In der Schwangerschaft ist eine derartige prädiabetogene Stoffwechsellage eine Notwendigkeit. Deswegen akzeptiert die Natur eine Situation wie bei Diabetikern. Sie ist essenziell. Das Kind braucht sie in diesen Phasen zur Entwicklung des Gehirns. Wie gescheit die Natur doch ist.

Was hat jetzt dieser Abstecher in die Schwangerschaft damit zu tun, dass die Menschen immer größer werden? Erhöhten Zucker und erhöhtes Insulin gibt es immerhin seit den Schwangeren der ersten Stunde.

Die Erklärung ist so einfach wie verblüffend: In der modernen Überflussgesellschaft leben wir praktisch wie in einer ewigen Schwangerschaft. Wir sind sozusagen die extrauterinen Embryos im Mutterleib der Überflussgesellschaft und pendeln zwischen einem Energieangebot für unseren Körper, wie das vorher in der Menschheitsgeschichte noch nie der Fall war, und andererseits der Gefahr, an Diabetes zu erkranken, wenn der Konsumbogen überzogen wird.

Unser Nahrungsangebot ist so riesig, dass das, was in der Schwangerschaft phasenweise einen Sinn hat, in der modernen Zivilisation permanent möglich ist. Vermehrtes Insulin und vermehrte Kohlenhydrate sind nicht mehr nur dazu da, um das Gehirn des Kindes zu vergrößern. Sie sind ein Dauerzustand. Zumindest in der westlichen Welt haben wir ständig genug zu essen und können jede Schwangerschaft für ein Mehr konditionieren.

Das ist einer der Gründe, warum die Menschen im 20. Jahrhundert damit begannen, stetig größer zu werden. Sie verändern sich.

Die Sache ist natürlich wesentlich komplexer und außerdem kein einmaliges Ereignis. Es gibt im Leben noch eine zweite Phase, in der die Energieressourcen für die

Erhaltung der Art notwendig sind. Nämlich in der Zeit, in der ein Mädchen zur Frau wird.

Das zweite Mal, bei dem ausreichend Energie und Nährstoffe für die Fortpflanzung, die Reproduktion und schließlich das heranwachsende Leben gebraucht werden, beginnt schon lange vor der ersten Schwangerschaft. Sie ist sogar die Voraussetzung dafür. Denn um eine Schwangerschaft austragen zu können, braucht der weibliche Körper 140.000 zusätzliche Kilokalorien. Ohne diesen hochenergetischen Prozess gäbe es praktisch keine Fortpflanzung.

Die Frage ist dabei weniger, wo kommen diese 140.000 Kilokalorien her, sondern wo sollen diese 140.000 Kilokalorien hin. Wo soll der noch kindliche Frauenkörper plötzlich so viel Energie und Nährstoffe unterbringen? Ist ja nicht so, dass sich die Mädchen ein zusätzliches Depot aus der Requisitenkammer der Natur holen oder eine Art tragbare Vorratskammer umgeschnallt bekommen.

Es muss sich etwas innerhalb des Körpers ereignen, und genau das passiert. In der Steinzeit ist eine werdende Mutter auch nicht in die nächste Supermarkthöhle gegangen und hat sich vor den Regalen voll Babynahrung überlegt, ob sie sich heute für Alete oder Milupa entscheiden soll. Mutter Natur hatte selbstständig dafür zu sorgen, dass hier ein Schalter umgelegt wird, sodass das Kind das bekommt, was man heute in jedem Kaufhaus kaufen kann.

Im Organismus wird damit ein erstaunlicher Vorgang angeknipst. Er bewirkt, dass sich plötzlich überall, wo es nur geht, am Popo, an den Hüften, um den Bauch, Fettzellen bilden. Genau diese Fettzellen, die dann dafür verantwortlich sind, dass die Mutter die 140.000 Kilokalorien zur Verfügung hat, die sie für ihr Kind im Bauch und später zum Stillen braucht. Wie in der eigentlichen Schwangerschaft ist auch dieser Mechanismus eine sogenannte Insulinresistenz, die man in der Pubertät polyzystisches Ovar, kurz PCO, nennt.

Das heißt, junge Mädchen machen quasi eine zuckerkrankheitsähnliche Lebensphase durch.

Für kurze Zeit benimmt sich der Körper ganz und gar nicht normal. Keine Frage, dass das irritiert. Wenn sie diese kleinen Follikel, diese Zysten am Eierstock haben, fürchten viele Mädchen, nie wieder schwanger werden zu können. Diese Angst lässt sich leicht nehmen. Für das Wachstum ist dieser so gar nicht normale Zustand völlig normal. Das PCO ist bei jungen Mädchen von Natur aus mit einer diabetogenen Stoffwechsellage verbunden.

Was in dem Alter aber vermutlich noch viel irritierender ist: In dieser zuckerkrankheitsähnlichen Lebensphase werden die Mädchen dick. So wie auch Diabetiker übergewichtig sind, denn genau dasselbe geht bei einer Insulinresistenz vor. Bloß wird sie nicht, wie in der Schwangerschaft, durch das Hormon Progesteron erzeugt. Bei jungen

Mädchen ist das Testosteron dafür verantwortlich, also das männliche Hormon.

Wie es im genial verzahnten menschlichen Bauplan so ist, sind wir damit sofort bei der Erklärung für ein weiteres Phänomen: die Akne in der Pubertät. Auch sie ist den männlichen Hormonen zu verdanken. Die Pickel sprießen nun gerechterweise bei Mädchen und Buben, während die Hormone ihrer eigentlichen Aufgabe nachgehen: aus der hohen Glukosekonzentration des Blutes Muskeln zu bilden. Aber das nur nebenbei.

Um die komplizierten Vorgänge im Körper, die für die Entwicklung des neuen Menschen relevant sind, noch einmal auf einen Blick zu haben:

Wir haben im normalen Leben heutzutage zwei Phasen, in denen die Zuckerkrankheit für die Erhaltung der Art notwendig ist. Damit wird die Energie zur Verfügung gestellt, die einerseits das Baby und anderseits der pubertierende Mensch brauchen. Wenn das allerdings überzogen wird, kommt es zu Problemen. In der Schwangerschaft zu Diabetes, und zwar dem richtigen Schwangerschaftsdiabetes, bei dem man mitunter tatsächlich Insulin spritzen muss.

In der Pubertät ist das alles noch viel desaströser. Durch die falsche und übermäßige Ernährung kann die Insulinresistenz, eben das PCO, komplett aus dem Ruder laufen. Dann ist sie keine auf zwei oder drei Jahre konzentrierte Phase, sondern führt zu einem permanenten polyzystischen Ovar. Vor allem zu dem, was man heute in jeder Schule sieht: zum Übergewicht.

Die Kinder werden, das lässt sich mit Worten nicht beschönigen, einfach fetter. In der Zeit der prädiabetogenen Insulin- und Glukoseintoleranz wandeln die jungen Menschen ihr intensives Essen zu sehr in Fettzellen um. Und schon wird ein für das Überleben notwendiger Prozess zur Pathologie.

Wir haben einerseits Schwangerschaftsdiabetes, andererseits die pubertäre Übergewichtigkeit. Zwei Gründe, die dafür sorgen, dass die Kinder größer und dicker werden.

Man kann es sich bei allem Überfluss, der heute herrscht, gar nicht mehr vorstellen, aber die längste Zeit lebten die Menschen nach einem kargen Prinzip. Im Normalfall gab es ausgesprochen wenig zu essen und zur Abwechslung eine Hungersnot. Sie pendelten zwischen Kaum-was und Gar-nichts. Menschheitsgeschichtlich gesehen ist das erst gestern gewesen.

Schließlich ging es den Leuten Gott sei Dank etwas besser. Sie konnten sich, wenn es gut ging, dreimal in der Woche ordentlich satt essen. Selbst bei dem, was üblicherweise im 21. Jahrhundert auf den Tisch kommt, kann aber nicht von gesunder Ernährung die Rede sein. Die kontinuierliche Möglichkeit, hochwertiges Essen zur Verfügung zu haben, gibt es noch nicht lange.

Allerdings kam es in unserer Geschichte schon vor. Zuletzt vor 10.000 Jahren. Während der sogenannten neolithischen Revolution. Es erinnert dabei so einiges an die Gegenwart.

Nur so als Hypothese:

Wir leben in der Überflussgesellschaft des 20. und 21. Jahrhunderts in einer Phase, die der neolithischen Revolution sehr ähnlich ist. Mehr noch, die Parallelen sind bemerkenswert.

Schauen wir einmal zurück, was sich da getan hat.

Erstens: Ausgelöst wurde die neolithische Revolution durch eine Erderwärmung. So, wie wir sie jetzt haben.

Zweitens: Damals hat der Mensch angefangen, aus der primitiven Sammlertätigkeit einen Intellekt zu entwickeln, der die Gemeinschaftsfähigkeit, das Gemeinwesen, möglich gemacht hat. Es entstand ein neuer Mensch.

Drittens, und das ist naturwissenschaftlich gesichert: Es ist etwas explodiert. Das Gras.

Gräser traten das erste Mal in der Kreidezeit auf, woraufhin sich das Erosionsverhalten des Festlandes positiv geändert hat. Dann hat die Erderwärmung ein besseres klimatisches Ambiente für das Gras geschaffen und es damit zur Vollblüte gebracht. Aus dem Gras entstanden Weizen, Roggen, Gerste, Hafer, der Reis und der Mais. Auf einmal hatte der Mensch hochwertige Nahrung zur Verfügung, die er sich davor gar nicht ausdenken hätte können. So wie wir jetzt.

Es war der Eintritt in eine neue Evolutionsphase des Menschen. Interessanterweise gleich in drei verschiedenen

Erdteilen, und immer war es das Gras, das daran beteiligt war. Der Reis in Asien ist nichts anderes als eine Grassorte. Der Mais in Südamerika ist nichts anderes als ein Gras. Weizen, Roggen und Gerste sind ebenfalls Formen des Grases.

Gras, wird sich vielleicht jetzt jemand denken. Meine Güte, was regt er sich so auf. Gras. Na und? Vom Standpunkt des damaligen Menschen konnte man sich gar nicht genug aufregen. Was uns heute so geläufig ist, war zu der Zeit eine Sensation.

Das Gras hat sich durch etwas ganz Besonderes ausgezeichnet, was die anderen Pflanzen nicht hatten. Es war sehr kohlenhydratreich. Wenn wir uns den Weizenkeimling hernehmen, als hätten wir ihn noch nie gesehen, oder auch den Reis oder den Mais, den man einfach so essen kann, dann halten wir eine Kostbarkeit in Händen. Kohlenhydrate in Höchstform. Ein Turbo für die Hirnentwicklung.

Davor haben sich die Leute von Fleisch ernährt, das sie mühsam zur Strecke bringen mussten. Oder von Wurzeln, die sie irgendwo gefunden haben. Beides hatte wenig Kohlenhydrate. Das eine war Eiweiß, das andere mehr Zellulose. Auf einmal gab es Kohlenhydrate, noch dazu in Mengen. Als hätten sie zum ersten Mal einen Berg Nudeln gesehen, so muss das gewesen sein.

Im Nachhinein betrachtet ist es von diesem Nudelberg bis zum darauffolgenden neuen Menschen ein

Katzensprung gewesen. Ein bisschen Ackerbau, ein bisschen Getreide ernten, ein bisschen Fladenbrot backen, ein bisschen Gerstenbrei essen, und auf einmal war die Jungsteinzeit von lauter Intellektuellen bevölkert. Mit ihrem plötzlich so scharfen Verstand entschieden sie, dass sie nicht weiter durch die Gegend trampen mussten, immer auf der Suche nach Wurzeln fürs Frühstück, immer auf der Spur von Tieren zum Nachtmahl.

Überhaupt brauchten sie nicht mehr auf Achse zu sein. Das Getreide wuchs immer an derselben Stelle, so ein Feld bewegte sich nicht. Daher brauchte sich auch der Mensch nicht mehr zu bewegen und wurde sesshaft. Er säte und erntete und lebte wunderbar von dem, was um ihn herum aus der Erde schoss. Es war reichlich. Es deckte den Bedarf einer zehnköpfigen Gruppe, die immerhin drei Kilo Getreide pro Tag verdrückte. Die Menschen hielten die neolithische Revolution für eine gute Sache.

Kein Wunder. Sie veränderten sich. Sie wurden größer. Sie entwickelten ein Hirn, das fähig war, einen sozialen Zusammenhalt zu schaffen. Und wieder zeigen sich Parallelen zur Gegenwart. So eine ähnliche Situation haben wir heute wieder. Unser Gras ist die Wohlfahrtsgesellschaft. Sie macht es möglich, ihre Güter überall zu verteilen und den Menschen tagtäglich ausreichend Kohlenhydrate und auch genug Kalorien zur Verfügung zu stellen.

Drängt sich natürlich die Hoffnung auf: Könnte das die Menschen wieder ein Stück intelligenter machen?

Ist es nicht eine absurde Theorie, die man sich auf der Zunge zergehen lassen sollte? Die Unsitte, Fastfood in sich hineinzustopfen, kann dafür sorgen, dass sich ein besseres Gehirn ausbildet. Einmal ganz bildlich gesprochen.

Und doch ist was dran.

Die Ernährung ist einer der Hauptgründe für die Evolution. Jeder Eindruck verändert und beeinflusst unser Genom. Am stärksten natürlich das, was wir zu uns nehmen, was wir inhalieren, was das Genom des Stoffwechsels beeinflusst. Das prägt am nachhaltigsten. Der Mensch ist, was er isst, man kann es nicht oft genug sagen.

Drängt sich natürlich die nächste Hoffnung auf: Könnte das die Menschen auch ein Stück besser machen?

Meine Antwort ist: Ich weiß es nicht.

Aber es ist ohne weiteres möglich.

Ich möchte es gern mit dem französischen Jesuiten, Theologen und Naturwissenschaftler Pierre Teilhard de Chardin halten, der sagte, er habe durch seinen Glauben an Gott eine positive Welthaltung einnehmen können. Ihm zufolge wird sich alles ins Positive entwickeln. Was für ein schöner Gedanke, an den es sich zu glauben lohnt. Auch wenn es im Augenblick, das muss ich sagen, nicht sonderlich danach aussieht, aber das hindert uns nicht am Hoffen.

Ändert sich mit der Größe des Gehirns die Anzahl der Neurone, ändern sich auch die Mentalität und die Psyche der Menschen. Dann ist der Mensch in Zukunft vielleicht empathischer und hat eine größere soziale Bindung.

Warum nicht?

Mit dem Gehirn eines neuen, besseren Menschen gedacht gibt es jedenfalls kaum einen anderen Weg, als dass sich die Kulturen angleichen und zu verstehen lernen. Dass diese aggressive Form des Islam nur eine Durchgangsphase ist. Dass sich sowohl die Religionen, wie auch die unterschiedlichen sozialen Schichten aufgrund eines verbesserten Gehirns mit mehr sozialer Kompetenz zu einem friedlichen Zusammenleben finden. Nur so als eine Hypothese.

Auch dafür würde einiges sprechen. Die Intelligenz wird steigen, und dadurch werden die Menschen offener sein. Selbst ein Wirtschaftsforscher wie John Maynard Keynes, einer der Größten auf seinem Gebiet, sagt, dass dieses Streben eines jeden, immer mehr zu haben und den eigenen Besitz so in den Vordergrund zu stellen, in der Wirtschaftsordnung nicht mehr haltbar sein wird. Möglicherweise haben auch die Grünbewegungen Recht, dass die Güterverteilung ein Zukunftsmodell ist. Teilhard de Chardin würde ihnen gern zustimmen. Es würde zur Offenbarung des Johannes passen und seiner Vision des Himmlischen Jerusalem, das nach dem Ende der Apokalypse entstehen wird.

Im Sinne einer hoffnungsvollen Weltsicht ist die Vorstellung schon sehr reizvoll, dass es nicht nur gesellschaftliche Veränderungen sind, die einen friedlichen Wandel erzwingen, sondern dass auch das Gehirn des Menschen ein anderes sein und dazu beitragen wird, dass die Menschheit doch einmal friedlicher zusammenleben kann.

Natürlich mangelt es in der Menschheitsgeschichte nicht an furchtbaren und hochkriminellen Ausreißern. Diktatoren, Tyrannen, Usurpatoren. Aber selbst auf dem Gebiet gab es eine Evolution. Genauso, wie die Menschen seit der Steinzeit immer größer geworden sind, so haben sie langsam immer mehr begriffen, dass es so etwas wie Gebote geben muss, an die man sich hält. Gerade in den vergangenen Jahrzehnten hat da, ähnlich wie bei der Körperform, ein Sprung stattgefunden.

Zumindest in Mitteleuropa sind wir heute in einer Zeit angekommen, die vor hundert Jahren noch nicht existent, nicht einmal denkbar war. Konkret, dass jeder Vertreter jeder Partei und jeder Weltanschauung sagt: Das, was wir unter keinen Umständen wollen, ist Krieg. Wir sind für eine soziale Gerechtigkeit, und wir sind dafür, dass die Menschen in Frieden leben können.

Das ist eine enorme Evolution. Es ist nicht Programm einer Partei, es ist das, was die Briten *common opinion* nennen. Öffentlich geteilte Meinung. Gemeinsame Überzeugung. So etwas gab es vor hundert Jahren nicht. Selbst die Intellektuellen, die geistige Elite der Gesellschaft, sind mit fliegenden Fahnen in den ersten Weltkrieg gezogen. Oskar Kokoschka, um nur ein Beispiel zu nennen.

Jemand könnte jetzt dagegenhalten und diesen Fortschritt als viel wahrscheinlichere Erkenntnis aus den beiden Weltkriegen beschreiben. Auch nicht falsch. Es ist aber deshalb nicht auszuschließen, dass der Mensch durch ein sozialeres Gehirn verstanden hat, dass es so etwas nicht mehr geben darf. Geschichte und Erfahrung spielen zusammen und nähren einen Evolutionsprozess.

Die Evolution agiert nicht zufällig, *per random*, wie die Neodarwinisten angenommen haben. Die Evolution geht in eine vorgegebene Richtung, aber sie orientiert sich an dem, was sie vorfindet. In welche Richtung sich der neue Mensch entwickeln wird, wird in den nächsten Jahrzehnten deutlich zu sehen sein.

Die Gesellschaft, und das ist ein naturwissenschaftlich-physiologischer Gedanke, ist dabei sehr gefordert. Denn wenn ein neuer Mensch entsteht, ist das kein völlig isolierter Prozess. Der neue Mensch orientiert sich auch an der Umwelt. Und er ist abhängig von dem, was *common opinion* ist. Zeichnet die Gesellschaft eine humane Welt vor, nimmt der neue Mensch mit seiner neuen Intelligenz an ihr Maß. Er hält an den alten Vorstellungen der vorhergehenden Generation fest und lässt sich auch human beeinflussen.

Wie immer das alles ausgehen wird: In dieser Transformation sind wir gerade.

2

Essen, spielen, reisen
Die drei Pfeiler des neuen Menschen

Er wird genährt.

Sein Gehirn wächst.

Er spielt sich mit Elektronik.

Sein Gehirn wird schnell.

Er reist.

Sein Gehirn produziert mehr Neuronen.

Von Place Cells und anderen Sensationen.

An dem Thema Ernährung haben wir uns gerade satt ge-gessen. Neolithische Revolution, Kohlenhydrate, Insulin-resistenz. Wenn der Mensch gut zu essen hat, entwickelt er sich weiter. Die Ernährung thront an oberster Stelle der Veränderungen, die die Verwandlung des Menschen be-günstigen, die derzeit im Gange ist.

An zweiter Stelle dieses Rankings der Eckpfeiler, auf denen der neue Mensch beruht, steht: die Elektronik. Ja, genau. Die Spielereien, mit denen sich heute schon die Dreijährigen beschäftigen.

In diesem Augenblick höre ich sie nahezu, die Seufzer der Enttäuschung: Jessas, jetzt kommt er uns damit daher. Ich sehe es förmlich vor mir, wie der eine oder andere Leser die Augen verdreht und denkt: Was tischt er uns denn da auf? Ganz was Neues, die Elektronik, Teufelszeug des Computerzeitalters, verdirbt die Seele unserer Töchter und Söhne, entwöhnt sie von der Natur, verkleinert die Kindheit auf Bildschirmformat. Es gibt keine Vorteile, wo nicht auch Nachteile sind.

Es ist aber gar nicht diese Diskussion, auf die ich mich hier einlassen will. Egal, wie wir die Elektronik, mit der wir heute von klein auf leben, beurteilen. Ob wir sie für gefährlich, bedenklich, entbehrlich und verderblich halten, oder ob wir sie begrüßen und ihr verfallen sind, uns von ihr überfordert fühlen und sie zu verweigern versuchen. Sie ist da, und sie hat einen Einfluss auf unser Gehirn.

Elektronik ist schnell, sie fordert schnelle Reaktionen. Unser Leben hat sich in den vergangenen Jahrzehnten um das 39-Fache beschleunigt. Von der Geduld, die die Menschen früher von dem Moment an brauchten, da sie einen Brief geschrieben, zusammengefaltet, in ein Kuvert gesteckt, eine Marke draufgepickt und ihn auf die Post gebracht haben, bis zu dem Moment, da das Antwortschreiben im Postkasten eingetrudelt ist, sie das Kuvert aufgeschlitzt haben, den Brief auseinandergefaltet und gelesen haben, von dieser Geduld ist nichts mehr übrig. Heute reißt uns der Geduldsfaden, wenn eine SMS nicht innerhalb einer Minute beantwortet wird. Eine E-Mail, die erst nach einer Stunde mit der erwarteten Information in die Mailbox flattert, hält man für eine Unhöflichkeit. Kommt sie am nächsten Tag, ist das eine Zumutung, eine Woche später eine Frechheit. Das Leben ist schnell geworden.

Schuld ist die Elektronik, da kann man sagen, was man will. Erdacht mithilfe der menschlichen Neurone hat sie umgekehrt wiederum die Geschwindigkeit der Neuronenarbeit amplifiziert und verstärkt. Irgendwie paradox. Das menschliche Gehirn entwickelt Dinge, für die man ein besseres und schnelleres menschliches Gehirn braucht, um damit umgehen zu können. Der Mensch hetzt sich selber. Tempo ist der Treibstoff der Neuzeit. Gut? Schlecht? Na ja, lassen wir das. Es geht nicht um Wertung, sondern um Erwartung.

Die elektronischen Medien haben die Evolution in unserem Gehirn vorangetrieben. So kritisch also jeder eingestellt sein kann gegen diese Medien, eines ist sicher: Die Elektronik stimuliert die Schnelligkeit der Assoziation und des Gedankens.

Wir gewöhnen uns schleichend an die Geschwindigkeit. Die einen schneller, die anderen langsamer. Den einen fällt es leichter, anderen schwerer. Das zeigt sich an jedem Formular, das wir ausfüllen sollen. Früher hat man das mit der Hand gemacht und bei jeder Rubrik nachdenken können: Was schreibe ich da hin? Was ist damit gemeint? Was wollen die von mir? Formulare auszufüllen war ja nie eine Lieblingsbeschäftigung des Menschen.

Jetzt sind die Antworten vorgegeben. Jetzt hüpfen wir mit drei oder vier Klicks zu irgendwelchen Auswahlfenstern, um neue Auswahlfenster zu öffnen, nach denen wieder andere Auswahlfenster geöffnet werden müssen. Dadurch wird die Denkgeschwindigkeit angeregt und gefordert. Wer der Reaktionsgeschwindigkeit im Hirn Dampf machen will, spielt Egoshooter oder füllt Formulare aus.

Die elektronischen Medien sind nichts anderes als Übungsfelder für den neuen, heranwachsenden, mit einem besseren Gehirn ausgestatteten Menschen. Indem er sich auf diesen Übungsfeldern tummelt, feuert er die Neurone an, die daraufhin viel schneller, viel besser arbeiten. Das ist wie beim Fußballspielen. Mehr Training, mehr Tore, höhere Liga.

Die permanente Übung des Geistes mit schnellreaktiven Maschinen. Das haben sie gern, die Neurone. Es ist durchaus möglich, dass die Kinder, die jetzt mit all der Elektronik aufwachsen, mit dreißig oder vierzig eine völlig andere Assoziationsfähigkeit mitbringen als die heutigen 30- und 40-Jährigen. Es ist ein weiteres Indiz dafür, dass der neue Mensch mit höherer Intelligenz ausgestattet sein wird.

Wir können derzeit nur Thesen aufstellen. Wir können nur Anzeichen aufzeigen. Wir können nur einen Indizienbeweis führen, wie ein Verteidiger gegen den Staatsanwalt, und die Causa heißt: Der neue Mensch versus die Skeptiker.

Das schlagendste Argument der Skeptiker ist bekannt und kaum zu entkräften. Das Gehirn mag schneller werden, was dabei aber auf der Strecke bleibt, ist das Nachdenken. Das bleibende Wissen. Die Allgemeinbildung. Das Herstellen von Zusammenhängen. Heute brauchen wir uns nichts mehr zu merken, heute brauchen wir nur zu wissen, wo wir nachschauen können. Heute brauchen wir nur zu googeln.

Das Tempo, mit dem unsere Kinder assoziieren, ist rasant. Die Fähigkeit, das Schnelle in Bleibendes zu verwandeln, ist dagegen geradezu dürftig. Ein Nachteil, keine Frage. Allerdings ist dieser Gegensatz auch wieder irrelevant. Er mischt Äpfel, die schneller wachsen als früher, mit Birnen, die weniger Fruchtfleisch haben als vorher.

Wenn wir davon ausgehen, dass ein Neuron in seiner Arbeit trainiert werden kann und dass das Training über die Epigenetik in die nächste Generation weitergegeben werden kann, worauf wir in einem späteren Kapitel noch genau eingehen werden, dann muss man sagen: Die Reaktionsgeschwindigkeit und die Arbeitsleistung einer Nervenzelle wird dadurch natürlich verbessert. Ob sie sich dann positiv oder negativ auf das gesamte Weltbild auswirkt, ist eine andere Frage.

Wir haben es hier mit zwei Faktoren einer somatischen, also einer körperlichen Veränderung zu tun. Durch die Insulinresistenz haben wir einen größeren Muskel, und wir haben gleichzeitig ein Training, das den größeren Muskel noch mehr auf Vordermann bringt. Ob man mit den Muskeln dann wirklich denkstärker, gescheiter wird, ist eine Wahrscheinlichkeit, eine Vermutung, aber mit Sicherheit eine Hoffnung.

Der dritte Pfeiler, der die Transformation zum neuen Menschen trägt, ist das Reisen. Genauer gesagt: die enormen Möglichkeiten, innerhalb eines Tages um die halbe Welt zu fliegen und damit neue sogenannte Place Cells und Time Cells zu produzieren.

Die Natur spiegelt sich im Gehirn. Die Umwelt hinterlässt dort ihren Abdruck. Das heißt, die Umgebung setzt neue Marker im Kopf. Von jedem Ort, an dem ein Mensch ist, macht der Körper sozusagen ein Bild. Ein Foto in Form eines Neurons.

Erstes Mal in Lignano, neues Neuron. Erstes Mal am Meer, neues Neuron. Erstes Mal im Riesenrad, neues Neuron. Erstes Mal in Linz, neues Neuron. Erstes Mal in New York, neues Neuron, neues Neuron, neues Neuron. Manche Leute haben Landkarten daheim hängen und stecken Nadeln an die Orte, an denen sie schon waren. Genau dieselbe Landkarte tragen wir in uns und ständig mit uns herum.

Wenn man möchte, kann man sich das Gehirn als ein unfassbar großes Fotoalbum vorstellen, und dieses Neuronen-Album hat einen unschätzbaren Wert, nicht bloß einen ideellen, wie jedes andere persönliche Fotoalbum. Es hat einen Wert für die menschliche Entwicklung und sich dafür sogar einen Nobelpreis verdient. Der Nobelpreis 2014 ging an die Entdecker der sogenannten Place Cells.

Eine Hälfte der Auszeichnung hat sich der amerikanische Neurowissenschaftler John O'Keefe schon seit 1971 erarbeitet. Damals hat er einen ersten Teil des inneren Navigationssystems von Mensch und Tier beschrieben, die sogenannten Platz-Zellen.

Die zweite Hälfte der weltweit höchsten wissenschaftlichen Anerkennung des Jahres 2014 bekam das norwegische Hirnforscherpaar May-Britt und Edvard Moser, das in Trondheim arbeitet. Bei Versuchen mit Ratten entdeckten sie 2005 die sogenannten Koordinaten-Zellen, die eine Art Positionierungssystem im Gehirn bilden und die räumliche Orientierung und das Finden eines Weges erleichtern.

Place Cells sind also so etwas wie ein von der Natur eingebautes Navi im Gehirn.

Den richtigen Weg zu finden ist eine feine Sache. Bei den Place Cells geht es aber um viel mehr. Um viel, viel mehr. Durch sie ist überhaupt erst ein menschliches Bewusstsein entstanden. Ohne die Place Cells hätten wir gar kein Gehirn.

Um es einmal im Schnelldurchlauf zu erklären:

Pflanzen haben Nervenzellen und können damit auf die

Umwelt reagieren, aber sie haben kein Gehirn. Ein Gehirn bildet sich erst mit gezielter Standortveränderung. In dem Moment also, wo Lebewesen in einer Art Zwischenstadium zum Tier anfangen, sich vom Fleck zu bewegen, bekommen sie nicht nur Nerven, sondern auch Nervenbündel, die aggregieren, woraus schließlich ein Gehirn wird.

Das heißt: Das Gehirn ist durch die Ortsveränderung entstanden, weil für jeden Ort ein neues Neuron angelegt wird.

Das Lebewesen, an dem man die Place Cells entdeckt hat, ist die Seescheide. Ein Mittelding aus Pflanze und Tier. Genau das macht sie so interessant. Noch dazu entwickeln sich die Seescheiden in unseren Augen eigentlich zurück. Sie mausern sich nicht von der Pflanze zum Tier. Im Gegenteil: In ihrem embryonalen Stadium sind sie Tiere, als Erwachsene werden sie dann zu Pflanzen.

Die Biografie so einer Seescheide ist rasch erzählt. Als Embryonen schwimmen sie herum und wachsen sich aus. Durch das Herumschwirren bilden sich in ihrem winzigen Nervensystem Place Cells, und die vermehren sich. Je mehr die Junior-Seescheiden herumschwimmen, desto mehr Place Cells produzieren sie, und das geht munter so weiter, bis sie fertige Seescheiden sind. Bald darauf stehen sie am Wendepunkt ihres Lebens. Denn irgendwann steht ihnen beim Herumschwimmen plötzlich irgendwas im Weg. Das kann ein Holz sein oder ein Wrackteil, was halt so im Meer herumliegt. Daran bleiben sie hängen und bewegen sich fortan nie wieder. Ohne Ortswechsel bilden sich die Place Cells zurück, bis nur noch einfache Nervenstrukturen davon übrig bleiben, wie die Pflanzen sie haben. Sie sind Pflanzen.

Gesehen haben die Mosers das im Hippocampus, einem der evolutionär ältesten kortikalen Strukturen des Gehirns. Er befindet sich im Temporallappen und ist eine zentrale Schaltstation des limbischen Systems, nur für den Fall, dass es jemand ganz genau wissen will. Für einen Wissenschaftler gibt es dazu wunderschöne Versuche, die den Vorgang dokumentieren, aber damit will ich den interessierten Laien nicht belästigen.

Wichtig ist, was aus diesen Beobachtungen geschlossen werden konnte. Ganz offensichtlich ist es wirklich die Bewegung, die die Gehirnaktivität anregt und neue Neurone schafft. Das Ganze hat man danach im Mausversuch weiterverfolgt, was letzten Endes den Nobelpreis eingebracht hat. Die beiden Trondheimer Mediziner haben ihre Mäuse über verschiedene Strecken laufen lassen und mit Sonden im Hippocampus überprüfen können, ob tatsächlich eine Neurogenese stattfindet. Und prompt: Immer, wenn die Maus den Ort gewechselt hat, hat sie ein neues Neuron produziert.

Weil die Maus sich nur am Boden, also zweidimensional fortbewegt, folgten weitere Versuche mit Fledermäusen. Sie zeigten, dass das innere Navi auch dreidimensional funktioniert. Jede Höhe bekommt zusätzlich ein

Neuron, das dem Tier sagt, wie hoch über dem Boden es sich befindet.

Genau dasselbe Phänomen ereignet sich im menschlichen Gehirn. Ob wir gehen, fahren, fliegen: Wir bilden die Umwelt in unserem Körper ab und legen für jeden Eindruck, den wir bekommen, eine eigene Nervenzelle an. Damit entsteht eine Art Koordinatensystem, das es uns überhaupt erst möglich macht, Entfernungen wahrzunehmen.

Wenn wir von Ort zu Ort gehen, legen wir eine Distanz zurück. Ohne die dazugehörigen Neurone würden wir sie nicht erkennen. Erst wenn zwei unterschiedliche Neurone an zwei Orten aktiv sind und sich die beiden vergleichen, merken sie: Da liegt ein Stück Weg dazwischen.

So wie in jedem Navi schon einmal angefahrene Ziele gespeichert sind, wissen auch unsere Place Cells, ob wir schon einmal an einem Ort waren oder nicht. Gibt es kein Neuron, kein Foto dazu, ist es Neuland. Ist der Platz bekannt, wird das entsprechende Neuron aktiviert. Springt eine Place Cell im Hirn auf und ruft *Hier kenn ich mich aus!*, dann waren wir schon einmal da. Wie erstaunlich einfach, wie unfassbar genial.

Für mich ist das ein sehr schönes mechanistisches Konstrukt und nicht nur neurologisch interessant. Die Place Cells haben auch etwas Magisches.

Springen wir in der Zeit ein bisschen zurück. 11.600 Jahre, um genauer zu sein. In die neolithische Revolution, die wir ja schon kennen. Die frühesten Spuren hat sie in der Türkei hinterlassen. Göbekli Tepe heißt der Ort dieser Funde, er liegt auf der Bergkette von Germus. Auch wenn einem das im ersten Moment vielleicht nichts sagt, ist die Gegend doch weltberühmt. Hier hat die Mythologie die Landung der Arche Noah angesiedelt. Hier befindet sich der Berg Ararat.

Dort hat Noah die Arche geöffnet und mit der neuen Tier- und Pflanzenwelt, die er an Bord hatte, nach der Sintflut alles neu begonnen. Seltsamer Zufall. Die neolithische Revolution trifft sich mit Noahs Entourage für den Neuanfang. Eine Art Magie. Lassen wir es einmal so stehen.

Magische Plätze haben etwas Göttliches. Sie entstehen oft dort, wo der Mensch seine Götter hat. Die Götter hatten ihren Ort, und bei diesem Ort wollte man bleiben. Ein interessanter Aspekt in der Geistesgeschichte und ein springender Punkt in der Evolution. Plätze, an denen die Menschen ihren Göttern Heiligtümer errichtet haben, wollten sie ungern wieder verlassen.

Vor der neolithischen Revolution hatten sie dazu allerdings keine Chance. Sie waren in Bewegung. Sie mussten in Bewegung sein, um zu überleben. Nahrung gab es vor der Explosion des Grases nicht vor der Haustür. Der Mensch ist vagabundiert, sein Reiseguide war der Überlebenswille. Er musste sich durch die Steppe fressen oder verhungern. Das Aufkommen des Getreides hat alles geändert. Auf einmal konnten die Leute verschnaufen und an einem Ort bleiben. Die neue Art der Ernährung hat aus Nomaden Bauern und Viehzüchter gemacht.

Es gibt gute historische Hinweise, dass diese Sesshaftigkeit ideologisch unterstützt wurde. Die Götter zogen die Menschen an und gaben ihnen Kraft, sie wirkten wie ein Magnet, auch darauf werden wir später noch zurückkommen. Die Menschen lebten rund um ihre Heiligtümer, in der Nähe der Stätten, die sie den Göttern, die sie anbeteten, errichtet hatten.

Für die Place Cells hieß das eine kleine Produktionsdrosselung. Man bewegte sich nicht mehr quer durch die Landschaft, man blieb aber auch nicht an einem Wrack hängen wie die Seescheide. Die Kreise, die man zog, wurden nur kleiner.

Die Götter und ihre unverrückbaren Heiligtümer waren einer der Hauptgründe, warum die ganz großen antiken Kulturen kaum Weltreisen unternommen haben. Die Ägypter zum Beispiel haben sich, obwohl sie tolle Schiffe hatten, nicht sonderlich herumgetrieben. Sie sind in ihrem Nildelta geblieben und nur aufgebrochen, wenn ein Feldzug anstand. Die Reise war entsprechend schweißtreibend, denn die Götter wollte man auf keinen Fall daheim lassen. Sie mussten mit. Ein ägyptisches Heer marschierte nie ohne den Schutz seiner Götter in den Krieg.

Genauso war es bei den Assyrern und, zunächst, bei den Persern. Wenn sie loszogen, dann nur in Begleitung ihrer Götter. Als die Babylonier vertrieben wurden, das kommt sogar im Alten Testament vor, haben sie ihr Hab und Gut und ihre Gottheiten auf die Flucht mitgenommen. Nur ein einziges Volk hat da ausgegrast, das waren die Semiten; und später natürlich die Griechen.

Die Griechen haben sich, rein geografisch gesehen, von ihren Göttern emanzipiert und sich damit von einem Haufen Reisegepäck befreit. Sie haben sie daheim auf dem Olymp gelassen und beschlossen: Wo immer wir ankommen, bauen wir ihnen einen neuen Tempel, dann haben wir sie wieder bei uns. Das war der Beginn der großen Zivilisation der Hellenen im vierten vorchristlichen Jahrhundert. Im alten Griechenland hat so ein gewaltiger Bewusstseinssprung stattgefunden.

Als große Seefahrer sind die Griechen so ziemlich im ganzen Mittelmeergebiet gewesen und haben ganz Europa beherrscht. Überall, wo sie waren, findet man einen Tempel, das war das Erste, was sie gebaut haben. Wie die Phönizier. Wie die Römer. Dieselbe Einstellung: Wo wir hingehen, sollen die Götter bei uns wohnen können.

Wer heute diesen Spuren nachgeht, bringt von so einer Reise ein Place-Cell-Album mit, auf dem nichts als Tempel zu sehen sind.

Die Neurologie zeigt uns, dass wir ständig geprägt werden. All das, was wir uns vorstellen, ist nichts anderes als eine Prägung des Gehirns von außen. Jeder Ort und jeder

Zeitpunkt hinterlässt seine Abdrücke genauso wie jeder Mensch, den wir treffen, jedes Ereignis, das wir erleben, jede Erfahrung, die wir machen, und die Liste ist noch lange nicht zu Ende. Vom kleinsten Eindruck bis zum Großen und Ganzen sind wir von den Prägungen in unserem Gehirn abhängig.

Von Zeit bis Schwerkraft registrieren und erkennen wir alles deswegen an, weil die Kausalität in der Welt, wo wir sind, unser Gehirn geprägt hat. Wenn jeder Ort in unserem Gehirn ein Neuron hat, heißt das andersherum gesehen ja auch nur, dass der Raum nur deswegen in unserem Gehirn verankert ist, weil er ein Neuron gebildet hat.

Wir schaffen uns die Wirklichkeit nicht, wir sind ein Teil von ihr. Das entspricht auch der Quantenphysik, die sagt: Die Realität wird erst Realität, wenn sie jemand beobachtet, vorher existiert sie anders. Also, der Beobachter und das zu Beobachtende sind eine Einheit.

Die Heisenbergsche Unschärferelation besagt sinngemäß, dass sich ein Versuch ändern kann, und zwar nur durch den Umstand, weil jemand auf den Versuch draufschaut.

Unvermittelt sind wir also von der Existenz unserer Place Cells zur Existenz von uns selbst vorgedrungen.

Zur großen Frage: Wieso wissen wir, dass wir sind?

Die Antwort ist möglicherweise einfach. Weil die Place Cells dem Gehirn über ein Neuron signalisiert haben: Da ist etwas Anderes gegenüber. Dieses Andere wurde gespeichert und hat irgendwann dazu geführt, dass man draufgekommen ist: Hoppla, wenn da draußen etwas ist, dann bin ich ja auch.

Irgendwie erinnert das an René Descartes' *Cogito ergo sum.* Ich denke, also bin ich. Diesen ersten Grundsatz hat der Philosoph nach radikalen Zweifeln an der eigenen Erkenntnisfähigkeit als *fundamentum inconcussum,* also als nicht weiter kritisierbares unerschütterliches Fundament 1641 in seinem Werk *Meditationes de prima philosophia* formuliert und methodisch begründet.

Dieses Irgendwann ist mit dem Erreichen einer gewissen Neuronen-Zahl gekoppelt. Als das menschliche Gehirn hundert Milliarden Neurone beisammen hatte, war wahrscheinlich der entscheidende Evolutionssprung erreicht. Die Zahl hat der Physiker Walter Thirring für die Physik errechnet, ein Österreicher, der bei drei Nobelpreisträgern studierte. In Dublin war er Schüler bei unserem Erwin Schrödinger, berühmt durch seine Gleichung und die Katze, in Göttingen war er Schüler bei Werner Heisenberg, berühmt durch seine Unschärfe, und in Princeton war er der letzte Schüler Albert Einsteins. Thirrings Hundert-Milliarden-Zahl beruht darauf, dass wir rund hundert Milliarden Galaxien im Kosmos haben. Jede Galaxie hat rund hundert Milliarden Sterne, und der Schritt zum

Selbstbewusstsein und zum Wissen, dass man selbst existiert, ist erreicht worden, als unsere Neurone die Hundert-Milliarden-Grenze überschritten haben.

Das Selbstbewusstsein, das Wissen, dass man selbst lebt, ist durch diese Place Cells möglich geworden. Das heißt: Die Anzahl der Neurone gibt sehr wohl Auskunft über die Fähigkeit des Menschen. Wir können nur das erkennen, was vorher unseren Geist imprägniert hat.

Oder, wenn man es unromantisch ausdrücken will: Je mehr Neurone, desto besser.

Was die Place Cells für den Ort sind, gibt es übrigens auch für die Zeit, die sogenannten Time Cells. Wir haben in unserem Gehirn einen Geonav, der uns sagt, wo wir sind oder waren, und einen Chronometer, der uns sagt, zu welchem Zeitpunkt wir an welchem Ort sind oder waren. Der Sonnenstand gibt uns die Information. Wir bilden die Umwelt schon sehr genau in uns ab.

Damit wäre es ohne weiteres denkbar, dass wir nicht nur jetzt die Dreidimensionalität eines Ortes erkennen, sondern unterbewusst auch Strahlungen, die von dort ausgehen, oder Spannungsgefälle, die von Ort zu Ort unterschiedlich sind. Auf diesem Mechanismus beruht dann möglicherweise auch die Magie, die wir gewissen Orten zuschreiben.

Die Heimat zum Beispiel, der Ort, an dem jeder von uns geboren und aufgewachsen ist, seine Kindheit verbracht und die ersten Prägungen erlebt hat, hat im Gehirn die ersten Place Cells erzeugt. Im Gegensatz dazu leiden Menschen, die im wahrsten Sinn des Wortes entwurzelt werden. So ein Herausreißen aus dem Ort der Herkunft kann bis zu schweren Erkrankungen führen. Es kann sein, dass man sich nie wieder irgendwo daheim fühlt. Es kann aber auch sein, dass man sich mithilfe der Place Cells in einer neuen Heimat etablieren kann.

Der eine wie der andere Ort kann eine magische Kraft ausstrahlen, die von unserem Körper bis zu einem gewissen Grad registriert wird. Große Wallfahrtsorte wie Stonehenge oder die Kathedrale von Chartres sollen an besonderen, strahlenden Punkten der Erde errichtet worden sein. Es ist ohne weiteres möglich, dass wir die Qualität eines solchen Ortes über das Unterbewusstsein in uns speichern können.

Die Verbundenheit mit den Orten, an denen wir leben, gibt dem Menschen eigentlich den klaren Auftrag, mit seiner Umwelt extrem vorsichtig umzugehen. Die Umwelt ist nicht nur deswegen so wichtig, weil wir alle kaputtgehen, wenn die Umwelt kaputtgeht, sondern weil wir einen Spiegel dieser Umwelt in uns tragen.

Zerstören wir die Natur, zerstören wir auch dieses System der geordneten Place Cells, die uns von Natur aus begleiten. Wenn wir nur noch in einer Betonwüste leben, leben wir in einer uns völlig fremden Umgebung. Einmal ganz abgesehen von irgendeiner Ästhetik. Wir werden allein deshalb nicht gern dort leben, weil diese karge, fremde,

graue Betonwelt nicht unserem Place-Cell-Muster entspricht. Wenn jemand am Land aufwächst und dann
irgendwo arbeiten muss, wo es keinen einzigen Baum
mehr gibt, bringt das das innere Abbild der Natur, die er
kennt, desaströs durcheinander.

3

Jung, gesund und fit bis 100

Der neue Mensch schafft das Altern ab

Er ist jung.

Er wird jung erhalten.

Er ist gesund.

Er wird gesund erhalten.

Er ist fit.

Er wird fit erhalten.

Der neue Mensch wird 100 Jahre alt.

Dann wird er sich selbst überlassen.

Dann stirbt er in Frieden.

Die medizinisch am besten untersuchten Menschen der Welt sind die CEOs in Silicon Valley. Und sie werden es auch bleiben.

Interessant, oder?

Es ist noch nicht lange her, da ist einer der größten Firmenbosse dieser Unternehmen in Palo Alto mit fünfundfünfzig Jahren gestorben, und wir reden hier von gesundem Leben. Als wäre Steve Jobs der Einzige gewesen, der dort was gearbeitet hat. Als wäre Silicon Valley speziell dafür bekannt, dass es dort weder Burnouts noch Krebs oder Herzinfarkte gibt. Als gäbe es keinen Stress in dieser Branche und nichts, was einen sonst krank machen könnte. Was also hält die Bosse im kalifornischen Technologie-Paradies so gesund?

In der *Google*-Universität geistert die längste Zeit ein entscheidender Ausspruch herum: »Es ist sehr wahrscheinlich, dass so einige von euch in 100 Jahren noch am Leben sein werden.« Der Satz richtete sich an die durchschnittlich Vierzigjährigen.

Außerdem hängt der Begriff Healthcare wie Wolke sieben über der *Google*-Welt. Ein spitzenmäßiges Gesundheitssystem, das alle Stücke der Wissenschaft spielt und alle Möglichkeiten der Forschung ausnutzt; das sind Aussichten im Silicon Valley, die noch besser sind als das kalifornische Wetter.

Deshalb wird mit Hochdruck daran gearbeitet, dass der neue Mensch in einem Körper steckt, der lebenslang wie ein Glöckerl funktioniert. Lebenslang nach den Maßstäben der Zukunft. Dafür übt man jetzt schon, an der Elite der Masterminds im Silicon Valley. So ziemlich jeder ist mit dabei. Vom Start weg allein die CEOs der fünfundzwanzig größten Technologieunternehmen im Valley, und nach und nach wurden es mehr. Was mit hundertacht Leuten begann, hat mittlerweile tausende Teilnehmer, Führungskräfte von den Start-ups bis zu den *Google*-Spitzen nehmen teil am *100 K Wellness Project*.

Diese Generaldirektoren sollten weder Burnouts noch Krebs oder Herzinfarkte kriegen. Sie sollten auch nicht so leicht an etwas anderem sterben. In absehbarer Zeit sollten sie dort überhaupt nicht mehr sterben, bevor sie hundert sind. Dafür sorgte ein gewisser Leroy Hood vom Institute for Systems Biology in Seattle.

Leroy Hood ist, wie die *FAZ* schrieb, einer der einflussreichsten Wissenschaftler weltweit, Inhaber von sechsunddreißig Patenten, hundertfacher Preisträger, vielfacher Buchautor, Mitglied in allen drei Nationalakademien der USA, Gründer von fünfzehn, teilweise milliardenschweren Firmen wie *Amgen*, des weltweit größten Biotechnologieunternehmens, und ein Biovisionär, der nur eine Richtung kennt: nach vorn. Er ist ein Vordenker seiner Zeit, und er war 2016 auch in Alpbach.

Die Grundintention des Programms ist gesünder als jedes Gesundheitssystem der Welt. Denn die Idee ist es nicht, Krankheiten zu heilen, sondern alles zu tun, um Krankheiten überhaupt zu verhindern, und gemeint ist wirklich: alles. Anders ist der zutiefst amerikanische Traum, den Menschen hundert Jahre bei bester Gesundheit zu erhalten, auch nicht zu verwirklichen. Hat er diese hundert Jahre leistungsfähig, lebensfroh und in völliger geistiger und körperlicher Frische hinter sich gebracht, so die Theorie, überlässt man ihn wieder den Gesetzen der Natur. Er altert die folgenden zwei Jahrzehnte in aller Ruhe und stirbt mit hundertzwanzig friedlich und gerne.

Der Beginn einer digitalen Wohlfühl-Utopie, wie es die *FAZ* ausdrückte. Ein ehrgeiziges Projekt.

Ebenso ehrgeizig arbeiten Wissenschaft und Kapital an der Durchführung. Denn die hundertzwanzig Jahre Lebenszeit des neuen Menschen, der ohne nennenswerte Krankheit leben und ohne Angst vor dem Tod sterben soll, müssen von höchster Lebensqualität sein. Da sollte sich keiner mehr mit drei Bypass-Operationen über die Runden retten müssen. Egal, welche Knochenarbeit er in seinem Unternehmen leistet, er wird sie locker und ohne Osteoporose erledigen. Wenn er dann mit hundert in Rente geht, soll er ohne Lesebrille und Alzheimer die legendären Kreuzworträtsel der *New York Times* knacken können.

Zweimal im Jahr nimmt sich jeder dieser Firmenbosse, die an dem Projekt teilnehmen, Zeit für eine Multi-Netzwerkuntersuchung. Jeder nimmt sie sich gern, er würde sich dafür auch weit mehr als diese paar Minuten seiner Zeit abzwacken, die ihn die Lebensverlängerung kostet. Blutabnahme, Harnabgabe, Stuhlabgabe, und schon ist er wieder draußen. Danke, Sir, danke, Madam, wir sehen uns in einem halben Jahr. Mehr muss man für seine Gesundheit nicht tun. Das Stichwort ist Präzisionsmedizin, und die wird im Labor erledigt.

Dort rasseln die abgegebenen Proben dann durch den Computer. Es ist biodigitaler Extremismus, der hier betrieben wird. Die endgültige Verwirklichung des gläsernen Menschen.

Hundertfünfzig klinisch halbwegs aussagekräftige Moleküle, Biomarker, werden analysiert. Dazu tausendsiebenhundert Stoffwechselprodukte und vierhundert Proteine. Zehntausende Parameter werden ausgewertet. Mit einer Schnelligkeit, die selbst bei allen bekannten Technologien unwahrscheinlich klingt. Innerhalb kurzer Zeit sind alle Resultate da.

Sie beinhalten die Proteine des Körpers, das ist dort bereits Faktum, bei uns aber noch völlig unbekannt. Sie beinhalten DNA-Stücke. Sie beinhalten die Darmbakterien. Sie beinhalten die epigenetischen Marker. Und damit beinhalten sie vieles, womit es möglich sein soll, schon weit im Vorfeld erkennen zu können, ob sich ein Prostatakarzinom, ein Mammakarzinom, Osteoporose oder eine Welle des ganz natürlichen, menschlichen Alterungsprozesses durchsetzen wird.

Diese Altersstufen könnte man einmal über *Genetic Engineering* erreichen, das heißt die Reparatur beziehungsweise Veränderung von Genen. Auch in diesem Bereich sind sehr viele Firmen im Silicon Valley aktiv; die Forschung in allen diesen Bereichen arbeitet auf Hochtouren, um unser archaisches Gesundheitssystem abzulösen.

Dass wir, quasi das dem Fortschritt hinterherhinkende Fußvolk, uns im Vergleich zur Eliteklasse in der medizinischen Vorsorge mit Brosamen zufriedengeben müssen, liegt möglicherweise daran, dass die Sache im Moment noch jeden finanzierbaren Rahmen sprengt. Um der Allgemeinheit, also uns allen, zugutezukommen, ist das alles unbezahlbar.

Leroy Hood brauchte sich seine Vision nicht einmal etwas kosten lassen. Niemals, sagt er, habe er es so leicht gehabt, Geld für etwas aufzutreiben wie für seine Firma *Arivale*, die hinter dem Pilotprojekt steht. Ein Leben bis hundertzwanzig in bester Gesundheit ist längst kein amerikanischer Traum mehr. Es ist keine Utopie, der Probelauf ist bereits im Gange.

Es gibt auch schon wissenschaftliche Umwälz- und Erkenntnisrentabilitäten, zum Beispiel eine Neuinterpretation der Viren, nicht nur für die Krankheitsentstehung, sondern auch für die Evolution: Sie haben im Rahmen der *normalen* Evolution, also der Entwicklung der Arten, eine enorme Rolle gespielt. Diese Viren werden in unserer DNA inkorporiert. Das heißt: Wenn wir mit Viren Kontakt haben, und das ist bei jeder Virusinfektion der Fall, dann können sie sich in unserem Erbgut einnisten. Allerdings werden sie – genial von der Natur – sofort deaktiviert.

Um es mit einem Bild zu erklären:

Ist so ein Virus gefährlich, kann unser Körper ein Pickerl draufgeben. Dieses Pickerl ist zugleich eine epigenetische Kodierung und verändert an dieser Stelle der DNA die elektrische Ladung. Die DNA zieht sich daraufhin genau dort, wo das Virus eingedrungen ist, zusammen und kann nicht mehr abgelesen werden. Das Virus ist deaktiviert.

Doch in der Evolution gibt es immer wieder Pannen, und gewisse DNA-Stücke wurden, aus verschiedenen Gründen, nicht deaktiviert. Wir reden da allerdings nicht von einem Hoppala, nach dem sich die betroffenen Lebewesen aufrappeln, sich abputzen und in der Evolution weitermachen. Solche nicht deaktivierten DNA-Stücke entscheiden über Leben und Tod. Im schlimmsten Fall haben sie zum Aussterben der betroffenen Spezies geführt, im besten zu einem neuen Evolutionssprung. Das waren *auch* die Viren. Sie schlummern jetzt, diese Viren, selbst in uns noch. Schauen wir uns einmal kurz in der Evolutionsgeschichte um.

Bis vor vierzig Millionen Jahren war es grosso modo Usus, sich mit Eiern fortzupflanzen, so wie es die Dinosaurier gemacht haben. Dann setzten sich die Säugetiere durch. Diesen Quantensprung muss man sich einmal vorstellen. Da bildet sich plötzlich ein Embryo nicht in einem Ei, sondern wächst im Bauch der Mutter heran und wird geboren. Eine Meisterleistung der Natur sondergleichen. So genau kann man es jetzt nicht mehr rekonstruieren, aber zustande gebracht wurde das wahrscheinlich, indem sich in Zwischenstadien DNA-Stücke von Viren aktiviert haben.

Vierzig Millionen Jahre ist das jetzt her, und genau diese Viren tragen wir heute noch in uns. Diese DNA-Stücke der Viren sind dafür verantwortlich, dass sich der Mutterkuchen bildet und damit eine Schnittstelle zwischen Mutter und Kind. Dieser Verbindungsteil zeichnet sich dadurch aus, dass er ununterbrochen Blutgefäße bildet und ununterbrochen wächst. Bis zur Geburt. Dann wird er arretiert.

Ganz erstaunlich dabei ist, dass die Viren, die da am Werk sind, auch Krebs erzeugen. Für die Evolution und für den Mutterkuchen aber sind sie sozusagen zu guten Viren geworden, und als solche sind sie essenziell. Deswegen trägt der Mutterkuchen im Unterschied zu unserem Körpergenom diese Viren noch im aktiven Zustand in sich.

Es ereignet sich also so etwas wie ein Scheinkrebs, Pseudomalignom heißt das im Fachjargon. Dieser Scheinkrebs ist nun dafür verantwortlich, dass akkurat das passiert, was bei uns im Körper desaströs wäre: Es bilden sich ohne Unterlass Blutgefäße, sie wachsen, wie in der Plazenta, und zerstören Teile des Organismus.

An sich sind das ein und dieselben Gene. Arbeiten sie in der Plazenta, ist alles in Ordnung. Hier stellen sie sicher, dass der Bluttransfer zwischen dem Muttertier und dem Kind gewährleistet ist. Arbeiten sie im Körper, rufen sie Krebs hervor. Denn im Körper sind sie deaktiviert, methyliert, wie die Mediziner sagen. Da hängt unser epigenetisches Pickerl drauf, ein Methyl-Rest.

Was hat nun diese Zeitreise in die Vergangenheit mit dem Alterungsprozess der Zukunft zu tun?

Ganz einfach: Wenn der Mensch altert, kommt die Pickerl-Wirtschaft in unserem Körper ebenfalls durcheinander. Es sitzt nicht mehr alles dort, wo es hingehört. Mitunter geht ein Pickerl ganz verloren. Oder es werden Pickerl an DNA-Stücke geklebt, wo man sie nicht haben möchte. Beides ist für den Alterungsprozess eine Katastrophe.

Im Körper passiert dann Folgendes:

Da wird eine krebserzeugende DNA, also ein Abschnitt in unserem Organismus, aktiviert, weil sich dort ein Virus inkorporiert hat. Bis dahin war dieses Virus immer blockiert. Nur irgendwann, sagen wir mit achtzig Jahren, bröckelt die Blockade plötzlich weg. Aus welchem Grund auch immer. Dann fängt diese DNA zu arbeiten an, und der Krebs entsteht.

Diesen Prozess versuchen die Amerikaner jetzt vorzeitig zu erkennen, und mithilfe der Epigenetik gelingt das auch. Die DNA-Stücke lassen sich nämlich epigenetisch wieder besetzen. Sie lassen sich aber auch, ein anderer Weg, gezielt herausschneiden.

Das schreibt sich so leicht dahin: Die DNA-Stücke lassen sich gezielt ausschneiden. Dahinter aber verbirgt sich eine grandiose Leistung der Forschung. Dafür, dass sich kaputte DNA-Stücke reparieren lassen, gab es 2015 schon den Nobelpreis für Chemie, den sich ein Schwede, ein Amerikaner und ein Türke teilten. Jetzt sind in

Frankreich zwei Damen noch weiter in die Materie vorgedrungen, eine von ihnen, die Mikrobiologin, Genetikerin und Biochemikerin Emmanuelle Charpentier, arbeitete jahrelang auch in Wien. Nach ihrer Rückkehr aus den USA baute sie hier ihre eigene Forschungsgruppe an den Max F. Perutz Laboratories der Universität Wien auf und leitete eine Forschungsgruppe am Institut für Mikrobiologie und Immunologie der Universität Wien. Am Zentrum für Molekularbiologie des Vienna BioCenter der Uni Wien machte sie auch ihre Habilitation.

Das war sogar lange für den Nobelpreis des Jahres 2016 im Rennen und hat schon dadurch viel Aufmerksamkeit auf sich gezogen.

Jedenfalls geht es darum, defekte Stücke der DNA unschädlich zu machen. Dazu ist es gelungen, biochemische Scheren einzusetzen, um mit ihnen an ganz bestimmten Stellen in unserer DNA die Übeltäter herauszuschneiden. Wie das geht, haben sich die Wissenschaftler von Viren und Bakterien abgeschaut. Sie nehmen eine Kopie des Gens, das ausgeschnitten werden soll, setzen sie in eine virale DNA hinein, worauf sie durch das Genom rast. Irgendwo bleibt sie hängen, und genau dort ist die gesuchte Sequenz. Dann fährt sie zwei Enzyme aus und schneidet mit ihnen das betreffende Stück aus. Auf die Art lassen sich übrigens auch neue Gene anbringen.

Aber wieder zurück zur Epigenetik: Umgekehrt kommt es nämlich in dem Pickerl-Durcheinander im Alter dazu, dass gut arbeitende DNA-Stücke plötzlich ein Pickerl bekommen, obwohl sie keines haben dürften. Das bewirkt, dass diese Gene zu schwächeln anfangen und nicht mehr gut genug arbeiten. Deshalb wird zum Beispiel in der Haut weniger Kollagen gebildet. Dann bekommen wir Falten und alles, was verrät, dass der nächste Geburtstag, den man feiern wird, nicht der zwanzigste ist. Alles nur, weil das dafür verantwortliche Gen seine Arbeit nicht mehr so erledigt wie früher.

Jetzt haben manche Menschen kaum Falten, obwohl sie aus dem Teenageralter längst heraußen sind. Bei anderen hat die Zeit schon in jungen Jahren ihre Unterschrift in die Haut geritzt. Das ist ungerecht, heißt aber nichts. Die Genorte, die für die Alterung anfällig sind, sind bei uns allen die gleichen.

Nur im Silicon Valley soll künftig kein Firmenchef mehr alt aussehen, bevor er nicht hundert ist. Er soll keine Glatze kriegen, die er sich nicht selber aus modischen Gründen scheren hat lassen, und er soll keinen Tag mehr im Bett verbringen, wenn er das nicht in liebevoller Gesellschaft tun will. Bei den ersten Anzeichen davon, dass irgendetwas im Körper demnächst nicht mehr auf höchstem Level funktionieren wird, wird mit allem, was die Wissenschaft zur Verfügung hat, dagegengesteuert.

Mehr noch, es werden gar keine Anzeichen abgewartet. Die halbjährliche Gesundenuntersuchung sagt voraus, wann die ersten Anzeichen auftreten könnten.

Der neue Mensch, der sich derzeit ausbildet, wird diesen Service der Wissenschaft mit Sicherheit in Anspruch nehmen. Barack Obama arbeitet zwar nicht im Silicon Valley, aber er tut das wahrscheinlich jetzt schon.

An Leroy Hoods Vision lässt sich ganz gut absehen, dass da eine vollkommen neue Medizin auf uns zukommen wird. Es ist kein Reparatur-Handwerk mehr, und es ist mehr als Prävention. Es geht darum, Krankheiten so früh zu erkennen, um entweder verhindern zu können, dass sie überhaupt entstehen, oder sie vorzeitig zu bremsen. In Sachen Alterungsprozess aber tut sich noch eine andere Dimension auf.

An der Wende von 2014 und 2015 hing das Schlagwort Rejuvenation in der Luft wie eine Verheißung. Die Verjüngung war eines der Themen, in denen man wissenschaftliches Neuland sah. In dem Fachmagazin *Science*, der Zeitschrift der Amerikanischen Gesellschaft zur Förderung der Naturwissenschaften, die neben *Nature* die weltweit wichtigste ihrer Art ist, wird zu Jahresende immer eine Erkenntnis zum Durchbruch des Jahres gekürt. *Breakthrough of the year.* Ein Ereignis, auf das die wissenschaftliche Gemeinde rund um den Erdball zwölf Monate lang hinfiebert. Von 2014 auf 2015 war es ein Experiment, das geradezu alchemistisch erscheint.

Ein Team der Universität Harvard um Amy Wagers hat den Blutkreislauf von alten Mäusen mit dem Blutkreislauf von jungen Mäusen zusammengeschlossen. Hat ein bisschen was von Frankenstein, aber gut. Parabiose nennt man diesen Vorgang, in dem die großen Adern miteinander so verbunden werden, dass das Blut dieser zwei Organismen wie in einem fließt. Auf die Art vermischt sich das Blut der alten mit dem der jungen Mäuse.

Was dabei herauskam, klingt wie ein Filmplot aus der Hexenküche: Die jungen Mäuse wurden alt und die alten Mäuse jung.

Die Wissenschaft hat aufgeschrien, man fand das höchst interessant und machte sich sofort auf die Suche nach dem Schuldigen. Welche Faktoren waren dafür verantwortlich? Welcher Stoff, der im jungen Blut enthalten ist, ist für den Verjüngungsprozess zuständig? Was hat das junge Blut, was das alte nicht hat?

Die Sache wurde mittels elektrophoretischer Methoden untersucht. Das Erste, was gefunden wurde, war der sogenannte *Growth differentiation factor 11*, kurz GDF11. Soweit die Wissenschaftsgeschichte.

Was aber kann dieses GDF11 nun für ein Kunststück?

GDF11 sorgt dafür, dass sich die Stammzellen regenerieren. So wie das bei der Hydra der Fall ist. Eine Hydra altert nicht. Sie bleibt immer jung, weil die Stammzellen permanent einer Regeneration unterworfen sind. Im Mäuse-Experiment zeigte sich, dass dieser Stoff bei älteren Tieren tatsächlich zu einer Neurogenese und zu einem Aussprossen von Neuriten führte, soweit das Fachchinesisch.

Jedenfalls wurde die Vernetzung der einzelnen Nerven dadurch verstärkt, und es konnte ein Herzverjüngungseffekt demonstriert werden. Die Herzwände, die mit dem Alterungsprozess dicker werden, normalisierten sich wieder.

Die Wissenschaftler haben das Gehirn der alten Tiere untersucht, sie haben ihr Herz untersucht, und sie haben gesehen: Hoppla, es sind viel weniger Fibrosen im Herzen, und die Neurone des Gehirns haben wieder auszusprießen begonnen.

Nichts lag näher, als den *Growth differentiation factor 11* direkt herzustellen. Das ist heute fast schon eine leichte Übung. Man spritzte ihn den alten Mäusen, und siehe da, was bei der Parabiose entdeckt worden war, ist hier wieder eingetreten: Das Herz der alten Tiere hat sich regeneriert, und die Neurone haben sich vernetzt.

Andere, ähnliche Proteine tauchten auf dem Radarschirm der Wissenschaft auf. Und hier kommt *Google* ins Spiel.

Schon ein Jahr vor diesem wissenschaftlichen Durchbruch hatte *Google* in San Francisco eine eigene Company namens *Calico* gegründet. Mit dieser Firmentochter hatte *Google* vor, alle in ihren Banken gespeicherten Daten unter dem Aspekt des Alterns auszukundschaften. Gleichzeitig lautete der Auftrag, Medikamente zu entwickeln, die den Alterungsprozess verlangsamen. Proteine aufzufinden, die im Blut junger Individuen stärker vertreten sind als in dem der alten, das war die Triebfeder bei dieser Firmengründung.

Calico ging eine Koalition mit Genentech ein. Das führende Pharmaunternehmen der Welt ist ein Moleküldesigner und die global größte Firma, die Medikamente herstellt. Derzeit hat der Konzern in der Krebsbekämpfung Hochkonjunktur, erweiterte aber sein Spektrum über Onkologie und Immunologie hinaus enorm und designt jetzt allerhand Moleküle, die den Alterungsprozess hinauszögern sollen.

Gemeinsam mit *Calico* warf sich *Genentech* mit aller Leidenschaft auf die Entwicklung von Anti-Aging-Proteinen, eben genau die, die man im Parabiose-Experiment entdeckt hat. Rasch fand sich auch noch ein anderes Protein der Jugendlichkeit. Der *Fibroblast Growth Factor 21,* kurz FGF 21, wird in den jungen Muskeln hergestellt, interessanterweise vor allem beim Sport. In alten Muskeln sucht man vergeblich danach, da ist dieser Jungbrunnen versiegt. FGF 21 hat einen Verjüngungseffekt auf unterschiedliche Organe.

Die Kooperation von *Google* und *Genentech* hat eine wissenschaftliche Kraft, die mehr als ernst zu nehmen ist. Nicht unwahrscheinlich, dass sich die Altersprävention in den nächsten Jahren fundamental ändert. *Genentech* hat in der Richtung schon einiges vorzuweisen. Trastuzumab gegen Brustkrebs; Tarceva gegen Lungen- und Pankreaskrebs; Actemra gegen rheumatoide Arthritis, alles Mittel, von *Genentech* entwickelt. Alles außerdem hochpreisige Präparate, die wegen ihrer allgemeinen Unbezahlbarkeit immer wieder im Hinblick auf die Zweiklassenmedizin diskutiert werden.

Die *Google*-Familie kümmert sich mit Volldampf darum, die Welt mit ewig Jungen und junggebliebenen Alten zu bevölkern, und Familie ist in dem Zusammenhang wörtlich zu nehmen. Die Exfrau des *Google*-Gründers Sergey Brin hilft kräftig mit.

Mit ihrer Firma *23andMe*, einem Biotechnologie-Unternehmen, das sich schon im Firmennamen auf die 23 Chromosomenpaare des Menschen bezieht, bietet Anne Wojcicki einen bemerkenswertes Service: einen Gentest für jeden, der es sich leisten kann. Man muss zugeben, 199 Dollar zuzüglich Versandkosten sind tatsächlich kein Vermögen dafür, sich seine persönlichen genetischen Informationen analysieren und zuschicken zu lassen.

In diese unglaubliche weltweite Datenbank hat *Google* vor zehn Jahren 3,9 Millionen Dollar investiert. Im Oktober 2014 hatte Wojcicki 750.000 Kunden in fünfzig Ländern. Wer sich dafür interessiert, braucht nicht mehr zu tun, als eine Speichelprobe nach Mountain View in Kalifornien zu schicken. Postwendend kommt eine Analyse zurück, die über genetisch bedingte Krankheiten und neunundneunzig weitere Veranlagungen Auskunft gibt. Untersucht werden mehr als 960.000 Abschnitte des menschlichen Erbguts, die die persönlichen Merkmale ausmachen. Jeder bekommt Informationen zu seiner genetischen Abstammung und seine rohen DNA-Daten.

Ich konnte nicht widerstehen und habe meine Speichelprobe eingeschickt. Fünf Milliliter müssen es sein, sonst funktioniert das Ganze nicht.

Zurückbekommen habe ich eine Analyse meines gesamten Genoms. Das ist schon ein seltsamer Moment. Man hat plötzlich eine Liste in der Hand, auf der alles steht, was einen ausmacht, und was einem später Probleme bereiten wird. Bei mir stand zum Beispiel, dass meine oberste Schwachstelle Gicht sei. Ich habe nie mit Gicht zu tun gehabt, aber sofort meine Harnsäure messen lassen. Kaum zu glauben, aber sie war hoch.

Faszinierend ist nicht nur, dass *23andMe* die DNA-Daten dechiffriert und untersucht, sie bestimmen dort auch die sogenannten Einzelnukleotid-Polymorphismen, ja, tut mir leid, so heißt das halt einmal. Von der englischen Abkürzung her kann man sich mit einer Art Spitzname aus dem Laborjargon helfen und sie einfach Snips nennen. Diese Snips sind Genvariationen, die mit bestimmten Erkrankungen zwar nicht hundertprozentig, aber doch häufiger, als es normal wäre, in Verbindung stehen. Diese Snips kennt man. Bei *23andMe* vergleichen sie jetzt die gesamte Literatur der Welt mit dem eingesandten Genom und schauen, welche Variationen in diesem Genom mit welcher Erkrankung in welcher Wahrscheinlichkeit assoziiert sind.

Sollte ich jetzt jemandem lange Zähne gemacht haben, muss ich sie gleich wieder abschleifen. Die Gesundheitsanalyse wird nicht mehr angeboten, das hat die FDA, die amerikanische Lebens- und Arzneimittelbehörde, inzwischen verboten.

Ich habe außerdem noch eine Landkarte bekommen. Die konnte man auseinanderfalten, und dann standen da Informationen wie: Cousin zweiten Grades ist in New York, Cousin dritten Grades ist in Split. Samt Namen und *Facebook*- oder E-Mail-Adresse, unter der so etwas zu lesen war wie: Wenn jemand mit mir verwandt ist, dann möge er sich bitte bei mir melden unter der und der Adresse.

Man muss sich das vorstellen:

Eine Landkarte von seinen Bluts- und Genverwandten, die sich im Laufe der Zeit distribuiert und weitervermehrt haben. Ich habe gar nicht gewusst, dass ich so viele Verwandte in Amerika habe.

Das ist schon eine ganz neue Welt. Errichtet auf zwei Säulen, die es noch nie vorher gegeben hat. Erstens die enormen Möglichkeiten der Datenverarbeitung. Da tun sich Perspektiven auf, die wir nie hatten. So viele Daten zu analysieren und sich permanent mit der ganzen Welt, mit allen Wissenschaftlern auszutauschen, war bislang unvorstellbar. Das Zweite ist, und ich hoffe, das bleibt so, die lange Friedenszeit, in der wir leben.

Beides ermöglicht der Medizin Quantensprünge, die vorher nicht denkbar waren. Die Kommunikation war nicht vorhanden. Die Dokumentation war schlecht. Permanent war mit den Weltkriegen etwas los, woran die Leute gestorben sind. Das ist mit heute nicht mehr zu vergleichen.

Bei *Google*, wo ja alles ununterbrochen gespeichert und evaluiert wird, durchstöbern sie jetzt mit ihren Suchrobotern alle Daten, über die sie verfügen, nach einem einzigen Begriff. Stichwort »altern«, mit allen seinen Keywords und von der Eizelle bis zum Homo sapiens. Der Alterungsprozess ist als oberstes Suchprinzip definiert.

Und dabei wird jetzt natürlich bewusst, dass die reproduktive Zeit bei einer Spezies etwas ist, das für die Erhaltung der Art wichtig ist. Anders gesagt: Je mehr Zeit die Jungen zur Aufzucht brauchen, desto länger ist die Lebensdauer der Muttertiere. Sie haben mehr zu tun, aber auch das Privileg des längeren Lebens.

Wenn ein Junges herausspringt und sich sofort normal bewegen kann, dann brauchen die Eltern nicht lange zu leben. Sie haben ihre Schuldigkeit getan, der Nachwuchs braucht sie nicht mehr, er kommt allein zurecht.

Anders ist das bei einem Jungen, das völlig unreif zur Welt kommt. Wie der Homo sapiens. Der Mensch ist hilflos nach der Geburt und bleibt es auch noch für viele Jahre. Der Grund dafür ist allem voran der aufrechte Gang. Er ermöglicht der Frau nur zehn Zentimeter Geburtsausgang. Der Mensch muss unreif geboren werden, sonst kommt er da nicht mehr raus. Es sei denn durch Kaiserschnitt. Und deswegen müssen die Eltern unreifer Kinder auch länger leben.

Der Kaiserschnitt wird trotzdem öfter notwendig. Während die Kinder immer größer werden, bleiben bei der Mutter die Dinge, wie sie sind. Eine Geburt auf normalem Weg wird irgendwann schlicht nicht mehr machbar sein. Der Kaiserschnitt wird ein Geburtsmodus des neuen Menschen werden.

Allerdings demonstrieren diese Details, dass die Lebensdauer mit der Reproduktion zusammenhängt, und dass die Stoffe, die die Fortpflanzung steuern, also die Hormone, einen Einfluss auf die Langlebigkeit haben.

Amerika ist traditionell nicht besonders altruistisch. Dort wird es à la longue, so wie es sich gerade im Silicon Valley abzeichnet, eine gesunde Elite geben, und den Rest der Leute wird das, was dort vorgeht, noch ziemlich lange nicht kratzen. Dabei ist gar nicht die Diagnostik das Problem. Es ist die Herstellung der Medikamente, die dann notwendig sind. Die sind jetzt schon nicht mehr zahlbar.

Was Genentech diesbezüglich in der Pipeline hat, ist die Entwicklung neuer Krebsmittel, sogenannte Kinase-Hemmer, die direkt in den Alterungsprozess eingreifen. Das ist keine futuristische Perspektive, das ist schon relativ real. Das haben sie schon entdeckt. Das wird schon gemacht: designte Moleküle. Aufgrund der dreidimensionalen Struktur eines Moleküls wissen wir, wie sie zusammenpassen. Wenn man verhindern möchte, dass eine Zelle und ein Stoff, der Krebs auslöst, zusammenkommen, produziert man ein drittes Molekül, das genau dazwischen hineinpasst und den Tunichtgut und die Zelle davon abhält, Schaden anzurichten. Das Andocken dieses designten Moleküls bewirkt dann immer, dass sich an der Zielzelle etwas ereignet.

Das Erste davon ist eine Nicotinamid-Phosphoribosyl-Transferase, die den Zelltod der Hirnzellen aufhalten und damit die Neurodegeneration abmildern soll. Also ein Mittel gegen Alzheimer, um es einfacher zu sagen. Die Forscher wissen, dass beim Alterungsprozess in dieser Phase im Gehirn eine Schwachstelle ist, und die blocken sie ab. Das Mittel kommt wahrscheinlich schon in den nächsten Jahren auf den Markt. In Tierversuchen arbeitet es unglaublich effizient.

Ein neues Medikament aus den Genentech-Labors ist gegen Hepatitis und ein anderes gegen das Melanom, ein sehr weitführendes Mittel, das den Krankheitsprozess zumindest für ein paar Jahre aufhält.

Den Kinase-Hemmer Herceptin gegen Brustkrebs hat Genentech bereits auf den Markt gebracht. In Österreich bekommt es jede Frau, die es braucht. Das ist noch irgendwie leistbar, eine Jahresbehandlung von sechs Infusionen kostet 3.000 bis 4.000 Euro. Damit legt das Gesundheitssystem den Spagat zwischen den Kosten und dem Druck der Bevölkerung hin. Jeder Staat ist eben ein Haushalt, er kann nur das Geld ausgeben, das er einspielt. Zu sagen, wir nehmen es den Reichen weg, und damit steht es allen zur Verfügung, ist da doch etwas blauäugig.

Dann gibt es noch das riesige Gebiet der Senolyse. Senium: das Alter, und -lyse: auflösen. Das sind die ganz neu kommenden senolytischen Medikamente, Senolytic Drugs.

Dabei handelt es sich um Folgendes:

Wir tragen Stammzellen in uns. Diese Progenitorzellen haben, nachdem sich die Spezies fortgepflanzt hat und die Zeit der Brutpflege vorbei ist, die Aufgabe, Moleküle zu bilden, die in anderen Zellen den Alterungsprozess auslösen. Zum Beispiel beginnen die Stammzellen, im Knochenmark Zytokine herzustellen, die das Kollagen zerstören. Und zwar dauerhaft. Also nicht nur, dass nichts mehr nachgebildet wird, weil dieses Gen methyliert ist, es wird sogar direkt ein Stoff signalisiert und freigesetzt, der in anderen Organen den Alterungsprozess beschleunigt. Diese Prozesse kann man aufhalten, die Medikamentengruppe, die man hier rekombinant herstellt, heißen Kinase-Inhibitoren.

Die Senolyse wird die Grundlage für die Wunderpillen des neuen Menschen sein, derzeit noch beforscht hinter verschlossenen Türen. Es ist allerdings damit zu rechnen, dass die bald aufgehen und die Medikamente in den nächsten Jahren auf uns zukommen werden. Auch hier wird sich zeigen, ob wir uns zum Homo sapiens sapiens wandeln oder zum Homo sapiens bestialis. Ob wir die Kapazität haben werden zu beschließen: Wir lösen die pharmazeutischen Firmen auf und geben das jedem Menschen kostenlos. Oder ob eine spätkapitalistische Profitgier uns in ihren Krallen hält und es nicht hergibt.

So, wie sich der Mensch in seiner bisherigen Geschichte benommen hat, ist die Vermutung nicht allzu weit hergeholt, dass er Blut leckt und mehr will. Eine Eigenschaft, die sich andererseits nicht ganz verteufeln lässt, er hat ja auch immer mehr bekommen. Durch seine Neugier und seinen Forschertrieb. Der Alterungsprozess hat sich in den vergangenen hundert Jahren ganz ohne großes Nachhelfen stark verändert. Eine fünfzigjährige Frau hat vor hundert Jahren ausgeschaut, als wäre sie zweihundert. Heute schaut eine Fünfzigjährige aus wie vor hundert Jahren eine Fünfundzwanzigjährige. Als Albrecht Dürer das berühmte Porträt seiner Mutter zeichnete, war sie vierundfünfzig, uns kommt sie vor wie eine Greisin.

Insofern hat sich viel getan, ohne dass die Medizin viel tun musste. Oder nur indirekt eingegriffen hat. Reineres Wasser oder die Antibiotika haben wir nicht deshalb, um den Menschen länger leben, sondern um ihn später sterben zu lassen. Ein feiner Unterschied.

Wird der Mensch mit den in Aussicht stehenden hundert leistungsfähigen, lebensfrohen und in völliger geistiger und körperlicher Frische verbrachten Jahren wieder den Gesetzen der Natur überlassen werden wollen? Wird er die dann folgenden zwei Jahrzehnte in aller Ruhe altern und mit hundertzwanzig friedlich und gerne sterben?

Warum nur hundertzwanzig Jahre alt werden, wenn vielleicht auch hundertfünfzig möglich sind oder hundertachtzig oder ...? Wann wird er gescheit genug sein, um genug zu haben?

Es ist eine höchst interessante Zeit, die da auf uns zukommt. Es kann natürlich sein, dass das Lebensalter irgendwann auf zweihundert hinaufgeht, es kann sein, dass die Leute dann erst nicht sterben wollen. Das ist alles möglich. Der Traum vom ewigen Leben macht vor einer Zahl nicht Halt.

Wenn wir davon ausgehen, dass das immer bessere Nahrungsangebot die Transformation zum neuen Menschen begünstigt hat, und dieser neue Mensch in Zukunft hundertzwanzig Jahre alt werden wird, tut sich ein Problem auf, das nur schwer in den Griff zu kriegen sein wird. Wo sollen denn diese großen neuen Menschen ihr langes Leben verbringen?

Versuchen wir, ein paar Gedanken zusammenzuführen.

Das große Fressen hat im 20. Jahrhundert in der westlichen Hemisphäre der Welt begonnen. In der Zwischenzeit ist es überall. Angesichts der Armutsstatistiken und der Berichte über Hunger, Krieg und Elend klingt das etwas rüde. Trotzdem ist es so.

Nur in noch ganz wenigen Regionen der Welt, wie zum Beispiel in Nordkorea, haben die Menschen wirklich wenig zu essen. Selbst in Afrika ist das Überangebot des Essens und des Zuckers mittlerweile schon ein Problem. Übergewichtigkeit gibt es selbst auf dem Kontinent, auf dem die Wiege der Menschheit stand.

Afrikas Bevölkerung wächst derzeit immens. Die Zahlen explodieren, und eigentlich aus lauter guten Gründen. Die Kindersterblichkeit sinkt, die Müttersterblichkeit nimmt ab, es verhungern weniger Kinder, und alle pflanzen sich fort auf Teufel komm raus. Während in Asien mit der Ein- und Zwei-Kind-Familie schon große Restriktionen im Gange sind, ist Afrika noch uneingeschränkt kinderfreundlich und munter dabei, neues Leben in die Welt zu setzen. Das wird die Flüchtlingswelle, die längst rollt, noch anhaltend verstärken.

Fünf Milliarden Menschen, sechs Milliarden Menschen, acht Milliarden Menschen, zehn Milliarden Menschen. Wo führt das hin? Wir vermeiden Krankheiten, wir verlängern Leben. Wie soll sich das ausgehen? Einmal ganz abgesehen von Überlegungen wie die nach den Sozial- und Pensionssystemen oder nach dem Arbeitsmarkt und nicht zuletzt der Frage des Terrorismus, der sich aus dem überbordenden Söhne-Überschuss der Überbevölkerung nährt. Was passiert, wenn der Terror sich dieser Technologien bedienen könnte? Dagegen ist der Wohnraum für diese Milliarden Menschen ein direkt lösbareres Problem. Es ist nämlich gar nicht so, dass uns die Erde zu klein wird.

So erstaunlich das ist, aber vom Platz her geht es sich aus.

Von dieser Ecke her brauchen wir noch keine fremden Planeten als Ausweichquartier. Es spießt sich auf einem anderen Gebiet, nämlich bei der Tiernahrung. Wir können nicht mehr Tiere halten, als wir jetzt haben, weil das die Atmosphäre zerstört. In Deutschland werden schon jetzt jährlich 3,1 Millionen Rinder geschlachtet. Der Grund ist banal.

Kontinuierlich sind in Deutschland zehn Millionen Rinder auf der Weide. Jedes Rind produziert aufgrund seines Fermentationsmagens so viele Gärgase, wie ein Mittelklassenmotor auf einer Strecke von 70.000 Kilometern hinausbläst. Ein einziges Rind, wohlgemerkt. Das schlägt Löcher in die Atmosphäre.

Wir können den CO_2-Ausstoß der Schornsteine und der Autos reduzieren. Das Rind können wir nicht reduzieren, denn die Leute wollen fressen, um die Dinge beim Namen zu nennen. Es ist nicht notwendig, nach Südamerika zu fahren, um zu sehen, welche unglaublichen Mengen an Rindfleisch serviert werden. Es genügt, in einer Autobahnstation einen Kaffee zu trinken und die Fleischberge zu bewundern, vor denen die Leute sitzen und essen. Das Zeitalter des Übergewichts begann im 20. Jahrhundert. Wir leben im 21. Jahrhundert. Wie lange werden wir noch ein Steak auf dem Teller haben? Ein echtes Steak, einer echten Kuh aus der Hüfte geschnitten.

Wir werden das Fleisch irgendwann in Zellkulturen herstellen. Das kann man jetzt schon. Es wird nicht mehr das Rind sein, das gezüchtet wird, um zu Roulade, Schnitzel und Gulasch zu werden, das Fleisch wird aus der Retorte kommen. Das ist genauso gut. Allein aus dem Grund, weil wir den Platz brauchen und den CO_2-Ausstoß der Rinder nicht mehr tolerieren können.

Wo liegt die Grenze eines Planeten, deren Anrainer sich nicht mehr von dem Fleisch ihrer Tiere, sondern von Zellkulturen ernähren? Um zu glauben, dass der derzeitige Vegan-Boom die Richtung noch nachhaltig ändern wird, braucht man den Optimismus eines Fernsehkochs, wenn die Kamera auf ihn gerichtet ist.

Der Altruismus, den wir im Zusammenhang mit dem Entstehen des neuen Menschen nun schon ein paar Mal bemüht haben, ist auch hier nicht die falscheste Einstellung. Der herannahende genetische und evolutionäre Quantensprung braucht eine altruistische Denkweise. Auch diesbezüglich stellte Peter Sloterdijk eine richtige Diagnose für das, was im 20. Jahrhundert geschah: »Es werden weltweit mehr Abfälle aus konsum- und industriegesellschaftlichen Lebensformen generiert als sich in absehbarer Zeit im Recyclingprozess resorbieren lassen. Es werden in Menschenkörpern der wohlhabenden Hemisphäre ständig mehr Fettreserven aufgebaut als durch Bewegungsprogramm und Diäten abzubauen sind. Es werden durch die Ausstrahlung der Bilder vom reichen Leben weltweit fortwährend mehr Forderungen nach Teilhabe an diesen Gütern und Statussymbolen hervorgerufen als jemals durch nicht kriminelle Formen der Umverteilung von Wohlstand befriedigt werden können .«

TEIL 2

Es existiert

Es existiert

Hinter die Dinge schauen. Hintergründe herausfinden.
Rätsel lösen.

Die Natur ist eine Zauberin, die einem nicht gleich verrät, wie der Trick geht. Der Zuschauer muss draufkommen, warum die zersägte Jungfrau schwebt und lächelt.
Er muss auf die Spiegeltricks des Auftritts kommen und
erkennen, dass das alles einen leicht erklärbaren Hintergrund, dass der magische Moment eine recht profunde
Basis hat. Wenn man weiß, wie der Trick geht.

Schwingungen, Wellen, die Existenz einer Aura. Vor
gar nicht allzu langer Zeit waren dem zugeneigte Freidenker sehr schnell in der Gummizelle oder zumindest auf
dem Abstellgleis der Seltsamkeit geparkt. Kollegen schauten scheel, verdrehten die Augen oder redeten mit belustigter Skepsis, ganz so als käme der Gesprächspartner gerade
vom UFO-Kongress aus Area 51.

»Sie wollen also behaupten, dass ... wie war das doch
noch mal ... *mehr* existiert auf dieser Welt. Sind wir da bei
Außerirdischen oder bei der Suche nach der Weltformel,
oder worauf genau wollen Sie hinaus? Zum Sinn des
Lebens? Zu Gott?«

Ich sage dann gerne, ja. Ich bekenne mich zur Tatsache, dass ich mir keine Mauern baue. Ich lege keine
Scheuklappen an, die mich hindern, nach links und rechts

zu schauen. Hätten sich Forscher nie gefragt, ob gelernte und gelebte Systeme vielleicht neu zu überdenken sind, würden wir heute noch davon ausgehen, dass die Erde eine Scheibe ist. Liegen unsere Gedanken auf einer Scheibe? Sollen sie nicht besser in einer Kugel rotieren oder im unendlichen Raum? Die Medizin braucht Frischzellenkuren, disruptive Erkenntnisse. Das war schon immer so. Nennen wir es frischen Wind im Kopf.

Ähnlich wie die Zweite Wiener Medizinische Schule ursprünglich gedacht hat, die Erste verbessern zu können, was sie auch getan hat. Doch das ist nicht der Endpunkt der Entwicklung.

Die Forschung geht heute einen Schritt weiter. Auf das möchte ich hinaus, und das ist der Link zum zweiten Teil dieses Buches: dass der Mensch Dinge erkennt oder anerkennt, die wir zwar heute beobachten, aber nicht richtig einordnen können.

Es kann sein, dass die Wissenschaft erkennt, dass die Schwerkraft der Gestirne auf die Wassermoleküle unseres Körpers sehr wohl einen Eingriff nehmen und einen Einfluss haben. Solche Dinge können passieren.

Das Vordergründige wäre, dass die Menschen eine Empathie entwickeln und sich als globale Bürger, und nicht nur als nationale Bürger, erkennen. Momentan glauben viele Leute an den Weltuntergang, an drohende Bürgerkriege und dergleichen. Aber es gibt eine andere Aussicht, und je mehr Hoffnung, desto besser.

Der Weg der positiven Gedanken in einem steten Prozess der Transformation, und wir sind mittendrin. Das ist eine Antwort auf die ungelöste Frage, die oft gestellt wird: Was machen wir mit diesen vielen Flüchtlingen oder bald den hundert Millionen Afrikanern, die nach Europa kommen wollen? Ich sage: Wir müssen eine völlig neue Konzeption andenken, und da kommen uns möglicherweise die Evolution und die Erweiterung des Gehirns zugute.

Vor allem, dass dieser neue Mensch dann auch verständlich macht, dass wir heute manches noch nicht verstehen, aber dann möglicherweise verstehen werden, und deswegen dürfen wir es heute nicht als Nonsens und Ignoranz abtun, sondern es gibt für uns heute Unsichtbares, das möglicherweise morgen verständlicher und sichtbarer ist.

Sehen wir Schutzengel flattern? Nein, aber wenn ich ein merkwürdiges Gefühl habe, das mir leise sagt, ich soll genau jetzt nicht über die Straße gehen, und plötzlich schießt ein Lkw um die Ecke, der mich niedergemäht und getötet hätte, dann kann das bedeuten, dass mich eine jetzt noch nicht bekannte Intuition, ein *Schutzengel*, davor bewahrt oder eine Wellennachricht auf eine sublime Art erreicht hat. Etwas hat mir gesagt: Geh nicht über die Straße, tu das nicht. Natürlich kann ich auch einfach Glück gehabt haben, aber was ist das, Glück? Kein Pech zu haben? Den richtigen Weg genommen zu haben? Sein Karma zu erfüllen?

Ich bin ein gläubiger Mensch, ja, und ich bekenne mich zur Medizin, ja. Glaube und Wissenschaft, diese Dinge schließen einander nicht aus. Wir wollen hinter die Dinge schauen, hinter Organe, Hirn und Herz, hinter die Gene, hinter das Menschsein an sich, hinter die Natur, den Kosmos, bis hinter den Glauben, bis zu Gott.

In diesem Sinne.

Es existiert.
Zwei einfache Worte.
Leicht zu verstehen.
Es existiert = es ist da.
Vorhanden.

Es existiert. Für die meisten Menschen bedeutet das: So etwas gibt es. Es kommt vor auf der Welt. Möglicherweise: Es ist echt. Es lebt. Vielleicht ist es anzufassen, zu drehen, zu wenden. Mit etwas Glück ist es sogar verfügbar. Jedenfalls ist es eine Feststellung. Es existiert. Punkt. Da kommt man gar nicht auf den Gedanken, dran zu zweifeln.

Außer man ist Wissenschaftler. Die müssen zweifeln. Zweifeln ist ihr Metier. Den ganzen Tag wird nichts anderes getan als gezweifelt. Von der Idee bis zum Beweis geht es nur darum, einen Zweifel nach dem anderen auszuräumen. Für einen Wissenschaftler existiert nichts einfach so. Nur weil das jemand sagt, weil wer dran glaubt, weil wer davon überzeugt ist, weil Indizien dafür sprechen. Ohne Beweis existiert in der Wissenschaft einmal gar nichts.

Und trotzdem.

Es existiert.

Denn auch für Wissenschaftler gibt es Dinge, die wir

von der Oberfläche unseres Daseins im ersten Moment nicht entdecken, nicht erklären können. Und doch sind sie da. Sie existieren, ohne dass sie das dürften. Sie existieren ohne den Sanktus der Wissenschaft.

The lack of evidence is not evidence of lack.

Die Wissenschaft funktioniert nach dem Prinzip Suchen und Finden. Ideen, Annahmen, Thesen, Gedankenmodelle, Forschung fallen unter das Suchen. Das Suchen macht die Faszination in diesem Beruf aus, und es ist die Knochenarbeit. Das Finden ist eigentlich nur der Drüberstreuer, die Bestätigung, dass der Weg der richtige war, die Belohnung für all die Mühen, die einen an dieses gute Ende gebracht haben.

Es ist ein Moment, mehr nicht, wenn auch der schönste für einen Wissenschaftler.

Diesen Moment wird es bei manchen Dingen nie geben, obwohl wir in dem Zusammenhang niemals nie sagen sollten. Derzeit jedenfalls, soviel steht fest, ist kein Verfahren zum Beweis solcher Existenz vorstellbar, und dabei ist in der Wissenschaft so allerhand vorstellbar.

Dass man trotz dieser Aussichtslosigkeit, trotz der Niederlagen, des Scheiterns und Wiederaufstehens immer weitermacht, ist das Wesen der Wissenschaft. So arbeitet sie. Das ist ihr Auftrag. Sie schaut, was dahintersteckt. Das ist auch gute medizinische Tradition, von der wir in Wien ja reichlich haben. Zwei große medizinische Schulen, weltweit angesehen, sind von hier ausgegangen.

Die erste hat Gerard van Swieten begründet, als Maria Theresia den Niederländer 1745 nach Wien holte. Obwohl er Leibarzt der Kaiserin war, vertrat er die Überzeugung: »Die Menschenwürde ist gleich verteilt, und jeder Mensch hat ein Recht auf ärztliche Behandlung.«

Van Swieten war Freimaurer und, wie der Schriftsteller Joseph von Sonnenfels und später auch Wolfgang Amadeus Mozart, Mitglied der *Loge zur gekrönten Hoffnung*. Die Erste Wiener Medizinische Schule war vom Geist der Freimaurer getragen, also von Freiheit, Gleichheit, Brüderlichkeit, Toleranz und Humanität.

In diesem Sinne ließ van Swieten die erste moderne Klinik Wiens errichten, praktisch den Vorläufer des Ersten Allgemeinen Krankenhauses. Die Medizinstudenten der Wiener Universität hatten ihm, abgesehen von einem botanischen Garten und einem Chemielabor, die Einführung des klinischen Unterrichts zu danken.

Der Geist der Zweiten Wiener Medizinischen Schule, die um 1850 entstand, formte sich unter einem Slogan, der alles änderte: hinter die Dinge schauen.

Ihr Begründer, Carl von Rokitansky, hat ihn geprägt. Man hat versucht, nicht an der Oberfläche des Körpers stehen zu bleiben, sondern in den Körper hineinzuschauen, um die Ursache von Erkrankungen zu erkennen und eine neue Medizin entstehen zu lassen.

Hinter die Dinge schauen.

Das ist gute Tradition in der Medizin, und sie liegt

auch diesem Buch zugrunde. Hier sind keine Spiritisten am Werk. Wir gehen nur wieder einmal hinter die Bühne und schauen noch ein Stück weiter hinter die Kulissen des Menschseins. Wir wagen uns vor auf ein Gebiet, wo das Materielle nicht unbedingt fassbar ist, wo Energie und Elektronik herrschen, und wo sich aufgrund dieser Kräfte etwas ereignet, was eine Bedeutung hat.

Eigentlich hat Freiherr von Rokitansky es damals von den Italienern gelernt, das Dahinterschauen. Italien war nicht nur die große Geburtsstätte der Renaissance, sondern auch die der Obduktionen. Hinter den Körper zu schauen, bedeutet ja, dass man den Körper öffnen muss; und darf. Im Mittelalter war das verboten. Schuld daran waren die sogenannten *Vivisectiones*, Obduktionen an noch Lebenden.

Die Vivisektion hatte in den Arenen der Christenverfolgung stattgefunden. Die Kirche hatte sich davon lange nicht erholen können und die Obduktion auch post mortem verboten. Der Mensch sollte in Frieden ruhen. Erst 1315 hat sich das geändert. Es war in San Salvator, in der alten Kirche von Bologna. Dort wurden mit Billigung der Kirche die ersten zwei Leichen obduziert.

Dass sich auch zwei Päpste in Padua obduzieren ließen, ist ein handfester Hinweis dafür, dass nun auch die Kirche so weit war, eine neue Medizin zu unterstützen. Immerhin weiß die Nachwelt deshalb, dass Sixtus IV. 1484 nach einem Tobsuchtsanfall an einem Schlaganfall gestorben war. Clemens VII. hatte 1534 grünen Knollenblätterpilz gegessen und starb, wie die meisten nach so einer Mahlzeit, an Leberversagen.

Die Obduktionsstätten in Bologna und in Pisa sind heute noch erhalten. Jeder kann sie sich anschauen. Besucher können hinuntersteigen in den Keller zum Sezierraum samt Tisch, ganz nach unten, wo es am kältesten war, wegen des Geruchs.

Der große Obduzent dieser Zeit war ein gewisser Andreas Vesalius, Leibarzt Karl des V. und Philipp des II. und Begründer der neuzeitlichen Anatomie. Er war es, der in Padua obduziert und seziert hat. Er war es, der gezeigt hat, dass nicht die Haut und die vier Körpersäfte, sondern die einzelnen Organe an gewissen Erkrankungen leiden. Etwas früher waren dort auch Leonardo da Vincis wunderschöne Darstellungen der Muskeln und Sehnen, die ihrer Detailtreue nach eigentlich anatomische Präparate sind, entstanden. Er hatte selbst fast dreißig Leichen seziert.

Letzten Endes war es dann Giovanni Battista Morgagni, der die Pathologie begründet hat. Die Obduktion war der ganz große Fortschritt damals in der Medizin in Mitteleuropa. Mit ihr ist die moderne Medizin entstanden, und ihr Schlagwort war: in den Körper hineinschauen.

Carl von Rokitansky ist diesen einen Schritt weitergegangen. Er hat um die nächste Ecke geschaut, wenn man so will. Nicht nur in den Körper hinein, sondern: »Wir müssen«, so das Zitat wörtlich, »hinter die äußeren

Erscheinungen der Dinge schauen, um die Wahrheit zu entdecken.«

Mit Begeisterung schauten die Wiener Mediziner also dem Menschen unter die Haut und vermehrten ihr Wissen. Allerdings auch das Kindbettfieber, das war die unheilvolle Nebenwirkung des Fortschritts. Denn mit denselben Händen, mit denen die Ärzte tote Körper untersuchten, behandelten sie Frauen, die neues Leben in sich trugen. Seit Freigabe der Obduktion, also fidele fünfhundert Jahre lang, hantierte die Medizin abwechselnd an toten und lebenden Patienten.

Bis Ignaz Semmelweis die Hygiene als Teil des medizinischen Handwerks ausrief. Auf ihn gehört hat so gut wie niemand. Die Kollegen nannten es »spekulativen Unfug« und wollten nicht weiter mit dem Händewaschen, dieser Zeitverschwendung, belästigt werden. Nicht einmal die Studie über die Wichtigkeit der Hygiene, die Semmelweis 1848 vorlegte, änderte etwas an der halsstarrigen Haltung. Semmelweis erlebte die Anerkennung seiner Erkenntnisse nicht mehr. Seine Studie gilt übrigens heute als erste evidenzbasierte Arbeit in Österreich, ein Musterbeispiel für methodisch korrekte Überprüfung wissenschaftlicher Hypothese.

Tatsache ist: Mit dem Obduzieren hat die Tradition des Hinter-die-Dinge-Schauens ihren Anfang genommen. Es hat zur Blüte und zum weltweit so hervorragenden Ruf der Zweiten Wiener Medizinischen Schule geführt. Für die gesamte Wiener Moderne, das Wien um 1900, war es ein geistesgeschichtlicher Impuls. Er ging von der Medizin aus und bewegte alles und jeden.

Was da auf den Weg gebracht wurde, welche bemerkenswerten Auswirkungen Rokitanskys Aufruf für die Moderne hatte, sah man am besten in Berta Zuckerkandls Salon. Auf ihrem Diwan ist ganz Österreich gesessen, hieß es, und das war wirklich nicht übertrieben.

In dem Wohnzimmer der Schriftstellerin im Palais Lieben-Auspitz beim Burgtheater, im ersten Stock direkt über dem Café Landtmann, verkehrte die künstlerische und wissenschaftliche Elite des Landes. Gustav Klimt, Egon Schiele, Oskar Kokoschka, Sigmund Freud, Arthur Schnitzler, Max Reinhardt. Gustav Mahler lernte dort Alma Schindler (später: Mahler-Werfel) kennen. Hier hat sich die Intelligenz Wiens zusammengefunden.

Rokitansky ist ein und aus gegangen. Bertas Mann, der Anatom und Grazer Universitätsprofessor Emil Zuckerkandl, war sein Schüler. Ebenso wie der Anatom Josef Hyrtl, der Pathologe Josef von Škoda und der Dermatologe Ferdinand von Hebra, Begründer der wissenschaftlichen Lehre der Hautkrankheiten. Mit ihnen hat er die Zweite Wiener Medizinische Schule aufgebaut und sie von der naturphilosophisch orientierten zur modernen naturwissenschaftlich orientierten Medizin geführt.

Dieser geisteswissenschaftlichen Perspektive wegen war Wien auch ein Zentrum der Medizin. Es kamen die großen amerikanischen Ärzte. William Osler, häufig als Vater der modernen Medizin bezeichnet, oder William Halsted, von dem die Operationslehre stammt, und der Neurologe und Chirurg Harvey Cushing; Morbus Cushing, das wird der eine oder andere schon einmal gehört haben. Sie alle waren in Wien, um sich das anzuschauen, und zwar nicht nur, um die Anatomie lernen zu können, was sie ja in Amerika genauso gekonnt hätten. Es war diese Geistigkeit im Wien um 1900, die sie anzog.

Es war das Zeitalter des Hineinblickens. *The age of insight,* wie auch der in Wien geborene Neurowissenschaftler und Nobelpreisträger Eric Kandel sein Buch über diese Hochzeit der Wiener Geistesgeschichte nannte. Untertitel: *The quest to understand the unconscious in art, mind, and brain, from Vienna 1900 to the present.* Wie Zuckerkandls Gästeliste zeigt es, welche Kreise da für das Hineinschauen entbrannten.

Es war der neue Sport, wie eine Sucht, ein Gesellschaftsspiel. Es inspirierte die Literatur. Es war Muse für die darstellende Kunst. Beflügelnd für die Psychiatrie, die sich nun der Darstellung von unbewusst-geistigen Prozessen widmete. Maler, Bildhauer, Schriftsteller, Philosophen, Psychiater, Neurologen, sie alle wollten hinter die Kulissen schauen, die verborgenen Wahrheiten ausgraben, sich unter die Oberfläche bohren, tiefer eindringen.

Die Porträtmalerei versucht, die innere Befindlichkeit darzustellen und nicht nur die schöne Nase oder das

Gesicht. Es entstand der Wiener Expressionismus der Moderne.

Emil Zuckerkandl nahm Gustav Klimt in den Seziersaal mit und zeigte ihm, wie der Tod aussah. Er ließ ihn zum ersten Mal durchs Mikroskop schauen und zeigte ihm, wie das Leben aussah.

Klimt blieb nicht unbeeindruckt und zeigte wiederum der ganzen Welt, was er entdeckt hatte. Wer sein berühmtes Gemälde, das um so viel Geld versteigert worden ist, genau betrachtet, erkennt, dass das goldene Kleid von Adele Bloch-Bauer übersät ist von Eizellen und Spermien, den beiden Keimzellen des Menschen. Der Stoff, aus dem fast alles war. Ein Ornament wie das Leben selbst. So sehr war die Medizin mit der Moderne des Geisteslebens und der Kunst in Wien vernetzt.

Vor allem der Einfluss auf die Neurologie und Psychiatrie war enorm. Sigmund Freud war vorher mit ganz anderem beschäftigt, im Salon Zuckerkandl wurde er davon abgelenkt. In der Konfrontation mit den Anatomen stieß er auf eine völlig neue Sicht der Dinge. Er begnügte sich nicht mehr mit den Oberflächlichkeiten, die wir sehen und wahrnehmen. Er schaute nicht mehr direkt auf den Patienten, sondern in den Patienten. Dem Menschen ins Innenleben zu blicken ermöglichte es ihm, das Ich, das Über-Ich und das Es herauszukitzeln. Freud legte also Rokitanskys Credo vom Obduzieren auf sein Metier um und schaute hinter den Phänotyp der Seele.

In der Literatur tat insbesondere Arthur Schnitzler dasselbe. Sein *Fräulein Else* ist ein Monolog – Schnitzlers Werke sind ja zum großen Teil nichts anderes als Monologe –,
in dem er versuchte, in die Tiefe der bürgerlichen Seele hineinzuschauen. Es ist die analytische Beschreibung einer
unersättlich sexuellen Lust, die man damals totgeschwiegen hat. Für die Geistigkeit war wichtig, dass auch das präsentiert wurde.

In diesen unglaublich faszinierenden Anfängen des 20.
Jahrhunderts ist viel geschehen. Es ist aufgebrochen, umgedacht, umgedreht, über den Haufen geschmissen, wieder
zusammengesetzt und erneuert worden. So etwas wirkt
sich natürlich auch auf den Glauben aus.

Alle Kräfte, die früher auf das Jenseits konzentriert
waren, ließen sich so logisch auf das Diesseits lenken.
Es war wie eine Völkerwanderung aus dem Jenseits, ein
Auswandern aus dem Himmel. Der liebe Gott ist völlig verlassen worden. Es ist sogar die Frage gerechtfertigt, ob wir
es nicht zu weit getrieben haben, alle Aufmerksamkeit und
Bestrebungen nur auf diese uns bewusste Welt zu bündeln.

In dem Moment kommt uns eine interessante wissenschaftliche Perspektive zu Hilfe, anders als die Anatomie
früher, aber vergleichbar im Effekt. Die Quantenphysik
zeigte uns, dass die Materie nur eine Form der Wirklichkeit
ist. Da muss es mehr geben. Sie ließe sich genauso als
Energie interpretieren.

Diese Interaktion zwischen Materie und Energie ist von der Geisteswissenschaft, von der Philosophie, noch nicht völlig aufgearbeitet. Das war ein Aha-Erlebnis des 20. Jahrhunderts. Es ist aber anzunehmen, dass mit der Physik jetzt das Gleiche passiert, womit das Hinter-die-Dinge-Schauen um 1900 herum die Wissenschaft in Wien geprägt hat. Die Physik zeigt uns jetzt, dass es auch andere Möglichkeiten gibt, unser Dasein zu interpretieren. Die Physiker beißen sich noch die Zähne aus, können es noch nicht genau durchrechnen.

Das heißt:

Wir können es noch nicht messen.

Wir können es noch nicht nachweisen.

Nur: Ist das ein Beweis dafür, dass es nicht existiert?

Wenn die Materie nur eine Form der Erscheinungsphänomene ist, kommt es beim Tod möglicherweise nur zu einer Mülltrennung. Es wird getrennt zwischen dem, was wir sehen, und dem, was wir nicht sehen. Man könnte uns ja genauso in Wärme und Energie auflösen und dann versuchen, diese Energie wieder so zu komprimieren, dass eine Materie daraus entsteht. Das ist ein oft zitierter Versuch. Die Physik ist einfach noch nicht eins mit sich.

Worauf ich mit meiner Rundreise in die Geschichte der Natur- und Geisteswissenschaften hinauswill:

Das, was auf dem Tisch liegt, ist nicht immer alles, was es zu sehen gibt. Der Körper ist mehr als nur die Summe seiner Organe. Die Zelle ist mehr als nur die Summe der Zellorganellen.

Es lohnt sich, offen zu sein für das, was sich unseren Sinnen entzieht. Offen zu sein für Dinge, die die Medizin zwar noch nicht erklären kann, die aber trotzdem möglicherweise existent sind.

Keine Beweise zu haben, dass etwas existiert, ist noch kein Beweis dafür, dass es nicht existiert. Auf Englisch lässt es sich noch einfacher sagen: *The lack of evidence* ist noch lange nicht *the evidence of lack*.

Deshalb möchte ich die Tradition des Hinter-die-Dinge-Schauens in diesem Buch fortsetzen. In den folgenden Kapiteln schauen wir, was dahintersteckt. Wir entdecken die Wahrheiten, die man schon kennt, und erkennen die Wahrheiten, die außerdem noch existieren.

Wir schauen hinter die Organe.

Unsere Gesundheit wird nicht nur von den Organen gesteuert, sondern auch von der Psyche, dem Bewusstsein, der Seele. Wir begeben uns auf die Spuren des Nervus vagus und vagabundieren mit ihm durch den Körper.

Wir schauen hinter das Gehirn.

Wir haben immer gedacht, dass die Nerven die Träger unseres Bewusstseins und unserer Gedanken sind. In der Zwischenzeit wissen wir, dass diese Nerven elektrische Ladungen produzieren, die letzten Endes die Gedanken sind. Wir begeben uns auf die Energieebene, die unsere Gedanken, unsere Wörter, unser Bewusstsein kodieren. Ein Code, den wir in den kommenden Jahrzenten werden dechiffrieren können, um Gedanken und Dinge zu transportieren. Teletransportation.

Wir schauen hinter das Herz.

Es gibt nicht nur eine Kommunikation mit dem Wortsystem unseres Gehirns, wir kommunizieren auch über unsere Ausstrahlung. Unser Herz ist ein Magnet, und es umgibt uns ein elektromagnetisches Feld, über das wir Strahlen aussenden, mit denen wir kommunizieren können.

Wir schauen hinter die Gene.

Es gibt einen Kodierungsvorgang hinter den Genen, nämlich die Epigenetik. Alles, was wir erleben, schlägt sich in unseren Genen nieder. Was immer wir uns im Leben aneignen, wird in unserem Genom gespeichert und weitervererbt. Das prägt uns und den neuen Menschen.

Hinter das Menschsein schauen.

Die Biografie der Frau verändert sich. Die Möglichkeit, schwanger zu werden, verschiebt sich immer weiter nach hinten. Und beeinflusst die Epigenetik, unser ganzes soziales Leben und die Zukunft.

Wir schauen hinter die Natur.

Die Umwelt bildet sich über die Place Cells in unserem Gehirn ab. Das heißt, dass wir extrem vorsichtig sein müssen mit der Manipulation unserer Umwelt, weil sie auf uns zurückwirkt. Wenn wir die Umwelt zerstören, zerstören wir auch unseren Körper.

Wir schauen hinter den Kosmos.

Wir sind verbunden mit dem Kosmos. Die Schwerkräfte, das Planetensystem, Sonnenenergie, unsere Erde, das alles beeinflusst unseren Körper. Die Atmosphäre hat ein enormes Gedächtnis, und wir interagieren mit ihr.

Hinter den Glauben schauen.

Wir stellen uns die große Frage nach dem, was hinter allem steckt. Gibt es Schutzengel? Gibt es eine höhere Macht? Wird der neue Mensch noch an einen Gott glauben? Gibt es Ihn?

1

Hinter die Organe schauen
Die Wirkung der Seele auf den Körper

Der Körper.
Die Seele.
Das Missing Link.
Es existiert.

Ein junger Assistentsarzt wird in die Notfallambulanz gerufen. Code Blau, Code Blau! Soeben hat die Rettung den Patienten, einen älteren Mann, mit einer Appendizitis eingeliefert, also dem, was man landläufig Blinddarmentzündung nennt. Die Ärzte operieren den Mann. Während er unter dem Messer liegt, bringt eine Schwester die Krankengeschichte. Darin steht, dass der Mann auf dem OP-Tisch schon einmal hier gelegen ist, vor zwanzig Jahren.

Damals hatte er eine auffallende Stelle im Abdomen. Das damalige OP-Team hat den Bauch aufgemacht und ein Pankreaskarzinom vorgefunden. Wenn das passiert, ist so gut wie nichts mehr zu machen. In so einem Fall, das weiß man als Arzt, hilft nicht einmal ein Wunder, an einem Pankreaskarzinom stirbt jeder. Die Chirurgen machten ihren Patienten wieder zu und überbrachten die schlimme Nachricht.

Während sich der Patient im Spital noch einige Tage von dem Eingriff und der Diagnose erholte, kümmerte sich eine Krankenschwester um ihn. Offenbar kümmerte sie sich sehr gut, denn der ältere Mann verliebte sich in sie; und sie sich in ihn, trotz Bauchspeicheldrüsenkrebs und einer Zukunft, die im Bestfall ein paar Monate dauern würde. Dann wurde er entlassen. Man wusste im Krankenhaus nur noch, dass die beiden geheiratet haben, dann war der Mann samt seinem Pankreaskarzinom entschwunden.

Und jetzt liegt er wieder da. Statt dass er tot ist seit zwanzig Jahren, liegt er auf dem OP-Tisch desselben Spitals. Mit einer läppischen Appendizitis. Einem beleidigten Blinddarm.

Der Assistenzarzt war Bert Vogelstein, später der berühmteste Onkologe der Welt an der Johns-Hopkins-Universität in Baltimore. Den Patienten und seine berührende Geschichte hat er in seinen Memoiren weiterleben lassen.

Doch eigentlich war weder er oder sonst ein Arzt noch die geliebte Krankenschwester schuld an dem glücklichen Ausgang der Geschichte. Es war auch kein Wunder gewesen. Es war ein gewisser Nervus vagus.

Gestatten: Dr. med. personalis Nervus Vagus, die Selbstheilungskraft jedes Menschen.

Der Nervus vagus ist ein Hirnnerv, er arbeitet im vegetativen Nervensystem. Dasjenige unserer beiden Nervensysteme, das nicht verantwortlich ist für Kontraktionen, fürs Gehen, Trinken und alles, was wir sonst bewusst erledigen. Das vegetative System ist unser Innenministerium, es steuert lebenswichtige Abläufe automatisch.

Sein Hauptquartier hat der Nervus vagus im Kopf. Vom Gehirn aus streift er überall im Körper herum und kommt mit Informationen aus dem gesamten Organismus wieder dorthin zurück. Wie sein Name schon sagt, ist er ein Vagabund, er streunt von Organ zu Organ. Alle anderen Nerven führen nur zu einem Organ, der Nervus vagus klappert alle ab. Es gibt nichts im menschlichen Körper, was er nicht erreicht und auskundschaftet.

Der Nervus vagus ist ein gutmütiger Spion, ein Agent von der richtigen Seite sozusagen. Er ist Aufpasser und Hüter der Gesundheit.

Einerseits meldet er der Zentrale sofort, wenn in der Peripherie etwas schiefläuft, wenn etwas existiert, das außerhalb unseres Bewusstseins liegt. Er meldet, wenn sich irgendwo etwas Bösartiges einnistet oder eine Entzündung entsteht. Andererseits kann das Gehirn über ihn direkt am Organ wirken. Das ist ein Hintergrundgeschehen, das bekannt ist.

Die Reaktionen des Nervus vagus gehen über das sogenannte Acetylcholin, das ursprünglich sogar Vagusstoff genannt wurde. Es ist einer der wichtigsten Neurotransmitter, zuständig für die Übertragung von Nervenimpulsen. Vor allem ist es der Stoff, mit dem der Vagus unser Inneres beeinflussen kann. Es ist der Reflex des Unbewussten, der Gegenspieler zum Adrenalin und damit zum Nervus sympathikus.

Wir wissen, wie dieses Zusammenspiel vor sich geht, das letztlich die Heilkraft der Medizin ausmacht.

Irgendwo im Körper entsteht eine Entzündung, oder es keimt etwas Bösartiges auf. Dann sind es proinflammatorische Proteine wie Interleukin 6 oder der Tumornekrosefaktor, die die gesunden Zellen umbilden. Sie laufen über den Nervus vagus ins Gehirn. Unsere Schaltzentrale da oben registriert ihre Botschaft, ohne dass wir es wissen, und gibt sie sofort über das Acetylcholin wieder an die Peripherie, wo sie unverzüglich beginnen, gegen die Entzündung anzukämpfen.

Das erklärt, wie es sein kann, dass Menschen Krebszellen in sich haben, der Körper es aber über lange Zeit hinweg versteht, den Schaden auszugleichen.

Dass die Psyche mit dem Körper vernetzt sein könnte, ist eine alte Vermutung. Bevor sich auch nur daran denken ließ, es jemals zu beweisen, war zumindest das Gegenteil zu beobachten. Weil der Nervus vagus auch für die Magensäure verantwortlich sein kann, wurde er häufig durchtrennt. Nach diesen Eingriffen trat zutage, dass

Menschen, die diese Vagotomie über sich ergehen lassen mussten, plötzlich häufiger an Tumoren zu leiden hatten. Kein Nervus vagus, mehr Krankheiten. Das ließ so allerhand ahnen.

Dennoch wurde die Annahme der Vernetzung von Psyche und körperlicher Gesundheit immer wieder angezweifelt. Über das Scharnier zwischen Geist und Fleisch konnten die Gelehrten bisher nur spekulieren.

Mit Mikroskop und Biochemie zeigte die moderne Wissenschaft jetzt, dass tatsächlich ein enger Zusammenhang zwischen der Seele des Menschen und der Gesundheit der einzelnen Organe besteht. Die Wechselwirkung ist an einigen ganz neuen Beispielen eindeutig präsentiert worden. Zunächst mussten wieder einmal die Mäuse herhalten, dann ließ sich das Phänomen am Menschen nachvollziehen.

Schauen wir uns das einmal durch die Brille der Medizin an. Es funktioniert so:

Ein Mensch steckt in einer chronischen Stresssituation. Schlechte Ehe, Mobbing im Job, ganz egal, ob beruflich oder persönlich. Dann bilden die Zellen seines Gehirns, also die Neurone, zwei bekannte Hormone, das Adrenalin und das Noradrenalin.

Das Adrenalin ist in der Lage, in den Lymphozyten, das sind die Zellen, die für das Immunsystem zuständig sind, ein Enzym zu steigern, das für Entzündungen verantwortlich ist: die sogenannte Cyclo-Oxygenase, kurz COX. Diese

Entzündungsproteine bewirken, dass die gesunden Zellen, die um diese Lymphozyten versammelt sind, sich rasch zu teilen beginnen.

Dann kommt etwas dazu, was eigentlich zur Reparatur im Körper gedacht ist. Um eine Entzündung zu bekämpfen, werden die betreffenden Stellen nämlich stärker durchblutet. Es sprossen neue Blutgefäße aus. Für die bösartigen Zellen, die sich da wie wild teilen, eine großartige Transportmöglichkeit, die sie praktisch vom Stand weg überall hinbringt. Die Krebszellen verteilen sich im Körper wie durch Autostopp.

Als dieser Mechanismus durchschaut war, hat das den engen Zusammenhang zwischen Stresssituationen und der Entstehung von bösartigen Geschwulsten entscheidend erhellt. Das Ganze, haben die Wissenschaftler daraus geschlossen, müsste sich nun doch auch umdrehen lassen. Wenn man das COX-Enzym hemmt, müsste die Krebsgefahr reduziert werden können. Das war dann der zweite Teil des Experiments, und er brachte das erwartete Ergebnis. Der bekannteste COX-Inhibitor, der praktisch das, was das Adrenalin anstellt, unterbindet, ist ein Mittel, das jeder kennt: das Aspirin.

Aspirin ist, ganz unmedizinisch ausgedrückt, ein Zaubermittel. Mit seiner Anti-Entzündungswirkung hilft es nicht nur gegen Grippe, sondern gegen jede Form der Metastasierung.

Aspirin gegen Krebs. Erstaunlich, nicht?

Dazu gibt es eine hervorragende Langzeitstudie über die Häufigkeit von Krebs, die sich die Metastasierungen nicht nur generell anschaut, sondern auch in Bezug auf einzelne Karzinome. Interessanterweise waren die Testpersonen Frauen, die wegen chronischer Schmerzen in den Gelenken Aspirin genommen haben, und siehe da: Sie hatten deutlich seltener Brustkrebs.

Die Arbeit war randomisiert. Das bedeutet, um das bei der Gelegenheit zu erklären, sie ist in der medizinischen Forschung das nachgewiesen beste Studiendesign, um bei einer eindeutigen Fragestellung eine eindeutige Aussage zu erhalten und die Kausalität zu belegen. Die Studie erschien 2012 im *Lancet*, ist somit über jeden Verdacht erhaben.

Daher wird der Rat überlegt, regelmäßig Aspirin zu nehmen. Sofern sie es verträgt, keine Magenprobleme bekommt oder eine Blutungsneigung hat. Es ist ein Präventivum gegen den Brustkrebs. Natürlich nicht gegen jede Form davon, es gibt ja einen ganzen Pool unterschiedlicher Arten. Doch überall dort, wo die Seele und das Noradrenalin eine Rolle spielen, unterbindet das Aspirin seine ungesunden Machenschaften.

Wenn wir schon dabei sind, gleich noch ein paar Tipps aus der Arzneilade. Wenn Frauen etwas gegen Osteoporose nehmen müssen, dann wird ihnen manchmal der RANK Ligand Antagonist Denosumab verschrieben. Hier gibt es Interaktionen, die gleichzeitig vor Brustkrebs schützen. Diese Osteoporosemittel beugen wahrscheinlich denjenigen

Entzündungen vor, die nicht von Bakterien, sondern von der Seele ausgelöst werden.

Möglicherweise beschleicht jetzt den einen oder anderen männlichen Leser die Sorge, ob die Wissenschaft ihn übersehen oder vergessen habe. Keine Sorge, auch für uns Männer habe ich gute Nachrichten.

Das Pendant des Brustkrebses ist das Prostatakarzinom, und es ist fast derselbe Mechanismus am Werk wie im weiblichen Körper: Stress, Adrenalin, Entzündung, Zellteilung, Durchblutung, Autostopp, Krebs.

Den kleinen Unterschied haben wir auch hier, und der kommt im ersten Moment etwas überraschend. Natürlich spielt auch beim Mann die Psyche eine Rolle. Bei ihm läuft vieles über den Nervus sympathikus, den Flucht- und Aggressionsnerv. Männer sind nicht die größeren Mimosen, sie sind wie eh und je in der Evolution die Kämpfer.

Wenn ein Mann ununterbrochen kämpfen muss und deshalb im Stress ist, hat er mitunter einen hohen Blutdruck. In einer Studie erhielten Männer mit Bluthochdruck Betablocker. Das Wort ist bekannt, vermutlich weiß aber nicht jeder, dass das Blockadestoffe für den Nervus sympathikus sind. Die Untersuchung wollte überprüfen, ob die Patienten daraufhin einen besseren Blutdruck hatten und möglicherweise auch die Zahl der Prostatakarzinome zurückging.

Bingo, kann man da nur sagen: Das, was das Aspirin bei der Frau ist, ist der Betablocker beim Mann. Kaum

Nebenwirkungen, viel harmloser als Statine. Vielleicht wird man etwas müde. Aber wenn man das Medikament am Abend zusammen mit einer Omega 3 Fettsäure nimmt, ist die Nacht genützt. Dasselbe gilt übrigens für Frauen, die etwas gegen den Blutdruck nehmen müssen: Betablocker schützen gleichzeitig vor Brustkrebs.

Die European Neurology hat wunderschöne Arbeiten über die Wirkung der Betablocker gegen Prostatakarzinome geliefert. Sie zeigen, dass die Blockadeblocker das Prostatakarzinom vermindern können und sich darüber hinaus positiv auf die Überlebensrate von Männern auswirken, die an Prostatakrebs erkrankt sind.

Diese beiden Beispiele, und es sind derzeit die aktuellsten auf dem Gebiet, beweisen: Reduziert man die überschüssigen seelischen Reaktionen, hat das einen großen Einfluss auf die Organe.

Seelische Reaktionen. Schädlicher Stress. Worauf genau reagiert da die menschliche Psyche? Was konkret verletzt die Seele? Was bringt den Körper dazu, so viel Adrenalin/Noradrenalin freizusetzen?

Es ist vor allem die soziale Isolation. Die Einsamkeit ist nicht zu unterschätzen. Je mehr jemand ohne Familie, Freunde und sonstige Kontakte zu seinen Mitmenschen lebt, desto anfälliger ist er. Was ihm fehlt, ist die Hoffnung. Die Folge davon ist, dass ihm gesundheitlich etwas fehlt.

Das ist keine Binsenweisheit, das ist genau analysiert, und man kennt die Bösewichte. Wenn Menschen keine

Hoffnungen mehr haben, schütten sie massiv Noradrenalin aus, dazu gesellen sich Cortisol aus den Nebenhöhlen und Interleukin 1.

Ich gehe jetzt ein bisschen ins Detail, damit nicht einer sagt, das sind irgendwelche Geschichten aus dem Wienerwald.

Noradrenalin, Cortisol und Interleukin 1 sind sozusagen die Kinder der Hoffnungslosigkeit. Diese drei Substanzen werden im Gehirn bei Menschen freigesetzt, die keine Perspektiven mehr haben. Bei depressiver Verstimmung und chronischem Stress ist die Sache noch um einiges schlimmer, dann kommt es zu direkten DNA-Brüchen.

Stresssituationen sind für die drei Neurotransmitter ein Fest. Kaum weiß der Mensch nicht mehr, wo ihm der Kopf steht, lassen es die drei krachen. Sie vermehren sich wie wild und richten, wo es nur geht, Böses an. Allerdings lässt sich ihnen das Handwerk legen.

Ganze Tabellen listen die therapeutischen Implikationen auf, die derzeit untersucht werden. Wenn das Noradrenalin im Vordergrund steht, helfen die Betablocker; wenn das Interleukin-1 der Übeltäter ist, braucht es einen Acetylcholinesterase-Hemmer als Gegenspieler; wenn die DNA verletzt ist, sind Antioxidativa das beste; und wenn der soziale Vereinsamungseffekt vorherrschend ist, dann fährt man mit Oxytocin drein.

Oxytocin ist das Bindungshormon des Körpers. Ein seinem Ruf nach freundliches Hormon, dem wir allerhand romantische Anwandlungen zu danken haben. Seine Aufgabe ist es, die Verbindung zwischen Mutter und Kind zu zementieren, deshalb wird es beim Stillen ausgeschüttet. Beim Geschlechtsverkehr setzt es das Hirn aus ähnlichen Gründen frei. Es soll Mann und Frau aneinanderbinden, deshalb hat es sich den Spitznamen Treuehormon eingehandelt. In Bezug auf die Treue ist medizinisch immer noch wenig zu machen, aber jeder kennt den Zustand nach einer Liebesnacht. In Liebesbeziehungen ist Oxytocin ein Ass. Genauso wie als Seelentröster.

Der Medizin gelingt es schon ganz gut, seelischen Kummer mit Medikamenten abzufangen, und nicht nur damit.

Vor kurzem hatten wir in der Gesellschaft der Ärzte ein Symposium, es ging um die Heilkraft der Meditation. *Die Welt* ging einen Schritt weiter und griff in einem großen Artikel den Gedanken aus einer Frage auf, die im *Lancet* behandelt wurde: *Können Gebete heilen?*

Dass so etwas jemals in einer angesehenen medizinischen Zeitschrift zu lesen sein würde, war vor nicht allzu langer Zeit ungefähr so wahrscheinlich, wie dem Papst ein Ehebett einzureden. Nichts gegen Gebete, meinen die meisten Schulmediziner, aber für sonderlich verlässlich halten sie sie auf ihrem Fachgebiet nicht. Sie würden es in keiner Therapie einsetzen, und gäbe es das Vaterunser in Pillenform.

Dagegen steht eine amerikanische Mantrastudie, bei der Folgendes zutage kam: Menschen, die transzendental meditieren und noch an etwas anderes glauben als an das Diesseits, haben in Sachen Herzinfarkt viel, viel bessere Prognosen.

Untersucht wurde an 750 schwerst herzkranken Menschen, ob Beten die Wahrscheinlichkeit, an einem zweiten Infarkt zu sterben, verhindern kann. Ein relativ hohes Kollektiv belegte die Wirksamkeit von Gebet und Meditation. Die Annahme war damit bestätigt.

Ich kann mich noch ganz genau erinnern, wie wir diese Untersuchung bei uns an der Klinik besprochen haben. Als ich sie präsentiert hatte, stellte mein erster Oberarzt wie aus der Hüfte geschossen die alles entscheidende Frage: »Wie ist die Arbeit gemeint gewesen? Haben die Leute deswegen länger gelebt, weil sie gebetet haben, oder haben sie länger gelebt, weil für sie gebetet wurde?« Der Spruch war aufgelegt, wie man so sagt.

Trotzdem, es lässt sich nicht deuteln an den Ergebnissen, die statistisch tatsächlich hochsignifikant sind: Gebete verhindern den Herzinfarkt. Sofern es sich um ernsthafte Gebete handelt, bei denen sich der Mensch tief in die Meditation hineinbegibt, wird das Herz gesund.

Die *Welt* hat in einer Headline gefragt, wie heilsam Gebete sind.

Schließlich wurde auf höchster Ebene, in der Zeitschrift *Science* bestätigt: Die Meditation hat Einfluss auf das Herz. Die Meditation, egal ob transzendental oder nicht, halbiert die Wahrscheinlichkeit auf Herzattacken.

Instinktiv hat man es eigentlich schon lange gewusst. Im Sprachschatz hat es sich gehalten: Es geht einem das Herz auf, es zieht einem das Herz zusammen, jemand nimmt sich was zu Herzen, und was es da noch alles in die Richtung gibt. Die Medizin kann es jetzt belegen, das ist das Schöne.

Wissenschaftliche Erkenntnisse holen Überzeugungen, die die Schulmedizin bislang belächelt bis verteufelt hat, aus ihrer esoterischen Ecke heraus. Vieles, was man bislang glauben hatte müssen, wird jetzt bewiesen.

Wobei man schon versucht hat, in Worte zu fassen, was die Meditation da genau in Gang setzt: Es ist das Nachdenken über ein Problem, an dem man kaut, und allein dieses Nachdenken reduziert die Belastung, die das Problem ausgelöst hat.

Anders gesagt: Nenne den Feind beim Namen, und du kannst ihn besiegen. Stelle dich dem Problem, und es wird sich auflösen. Schaue der Gefahr ins Auge, und du wirst ihr gewachsen sein. Es lässt sich auf viele Arten ausdrücken.

Von verschiedenen Seiten über ein Problem zu meditieren entlastet die Seele. Das geht mit der klassischen Meditation, die die Dinge im Sinne des Wortes aussitzt. Das geht mit Yoga, zum Beispiel mit den Kirtan-Kriya-Übungen. Sie vereinen Bewegung, Musik, ruhiges Sitzen und die berühmten Fingerbewegungen. Ich sage das jetzt nicht einfach so dahin, ich berufe mich auf eine gute wissenschaftliche Arbeit auf dem Gebiet der Neurodegeneration. Alzheimer ist letzten Endes nichts anderes als auch ein Stressphänomen.

Die Studie legt dar, dass die Telomere, also die Endstücke der Chromosomen, geschützt werden, wenn man sich der Meditation aussetzt. Außerdem wurden die Gene unterdrückt, die für die Entzündung verantwortlich waren.

Carl von Rokitansky erinnert: Hinter die Dinge schauen, mein Freund, schau hinter die Dinge. Wo ist der Link zwischen den sichtbaren Organen und der nicht sichtbaren Seele? Der Link lässt sich benennen. Es ist auch der vagabundierende Nerv, der Nervus vagus. Unser persönlicher innerer Hausarzt mit seinen Helfern aus der Abteilung Seelsorge. Die Medizin hat die Selbstheilungsfälle mit Inbrunst ignoriert. Eine etwas kurzsichtige Einstellung. Was ihr von ihrem Standpunkt aus allerdings nicht ganz übel genommen werden kann. Medizin ist eine Wissenschaft, sie basiert nicht auf Vermutungen. Bevor der Nervus vagus, das Missing Link zwischen Körper und Seele, belegt war, durfte man als Arzt darauf hoffen. Richtig rechnen durfte man nicht mit ihm.

Ganz im Gegensatz zu den Patienten. An einen guten Ausgang zu glauben ist gesund. Doch auch, wenn die Wirkung von Placebos mittlerweile bekannt ist: Bislang glaubten sie da an etwas, das niemand sieht. Jetzt weiß man:

Es existiert.

Die vielen alternativen oder esoterischen Heilmethoden erscheinen plötzlich in anderem Licht. Die Verfahren mögen aus naturwissenschaftlicher Sicht widersinnig sein, aber das macht einem Laien ja nicht so viel aus. Er kann es ohnehin nicht so beurteilen. Tatsache ist: Es mobilisiert seine Selbstheilungskräfte. Warum sollte man das als Arzt nicht nutzen? Wer die Hoffnung seines Patienten weckt, kurbelt damit automatisch die heilenden Placebo-Schaltkreise in seinem Gehirn an.

Immer mehr wissenschaftliche Erkenntnisse bestätigen immer mehr spirituelle Annahmen. Dazu gehört allen voran die Fähigkeit des Menschen, sich selbst krank und genauso auch wieder gesund zu machen.

Bei Bert Vogelsteins Patienten mit dem Pankreaskarzinom hat das wunderbar funktioniert. Bei ihm haben die Selbstheilungskräfte ganze Arbeit geleistet. Der Mann musste sich nicht einmal überlegen, ob er an Selbstheilungskräfte glauben sollte oder nicht. Die Liebe hat ihn überfallen und die Genesungsarbeit übernommen, ohne dass er überhaupt zum Nachdenken kam.

Der Körper ist ständig dabei, sich selbst zu therapieren. Die Medizin hat letzten Endes nur eine Assistenzrolle. Die dominante Rolle, der Posten des Chefarztes, wenn man so will, kommt dem Körper zu, er muss diese Arbeit selbst erledigen. So gesehen ist jeder Mensch sein eigener Primar.

Viele Ärzte halten den Placebo-Effekt für unter ihrer Würde, weil sie sich nicht gern sagen lassen, ihre Erfolge beruhten nur auf Einbildung. Eitelkeit ist nicht gesund. Verschreibung wirkungsloser Medikamente, Ankurbeln der Selbstheilungskräfte, warum nicht, wenn es heilt und damit nicht unproportionale Geschäfte gemacht werden.

Für uns Ärzte ist die Arbeit des Nervus vagus der Aufruf: Aufpassen, dass die Medizin nicht zu viel tut. Nichts unterlassen, was unbedingt notwendig ist, aber nicht mehr tun, als unbedingt nötig ist. Es ist ein Balanceakt, die Selbstheilungskräfte des Körpers neben der Heilungskraft der Medizin arbeiten zu lassen. Das ist eine wichtige Botschaft, die durch Schulmediziner gut unterstützt wird.

Das gilt natürlich auch für den Patienten. Wenn man sich anschaut, wie oft der Österreicher zum Arzt rennt. 20-, 25-mal pro Jahr. Viel zu viel. Jedes Wehwehchen wird in eine Praxis getragen. Vorsorge ist gut, nicht jeder Kontrolltermin besser.

Mir ist schon bewusst, an die Männer gerichtet, dass diese Botschaft etwas gewagt daherkommt. Viele von ihnen lassen sich, ohne dass man ihnen droht, überhaupt nicht in eine Ordination schleppen. Trotzdem bleibe ich dabei: Der wirkliche Heilmechanismus geht vom Körper aus, man darf ihn nicht unterbrechen.

Er ist ein sehr geschätzter Kollege, der Dr. Nervus Vagus.

2

Hinter das Hirn schauen

Die neue Art der Kommunikation

Die Haut.

Das Herz.

Kommunizieren ohne Worte.

Es existiert.

Unsere Kommunikation entsteht im Hirn. Dort bilden sich die Gedanken, die den einen Körper in Form von Wörtern über den Mund verlassen, und durchs Ohr in einen anderen Körper eindringen. Manchmal kommunizieren wir über die Gestik und Mimik und letzten Endes sogar über das Schweigen. Doch der Mensch kann noch viel mehr.

Es gibt ein paar Arten der Kommunikation, die nicht sichtbar sind. Was nicht heißt, dass sie nicht da ist.

Es existiert.

Die Rede ist von der Kommunikation über die Haut und über das Herz, um nur die zwei spektakulärsten zu nennen. Aber der Reihe nach.

Die Haut ist das größte Organ des Menschen. Sie ist unsere Hülle, die Grenze zwischen Innen und Außen. In ihr stecken wir, außerhalb von ihr ist die Umwelt. Der Tast-sinn liefert uns permanent Informationen von außen, wir geben uns die Hand und wir liebkosen einander. Insofern ist uns bewusst, dass wir über die Haut kommunizieren.

Nur wie?

Über einen alten Bekannten: den Nervus vagus.

Als Bindeglied zwischen Körper und Seele ist der Vaga-bund unter den Nerven nun auch noch für diese Kommu-nikation zuständig. Der Vagus nimmt Reflexe auf der Haut wahr.

Die Haut ist eine riesige Antenne, so viel weiß die Wissenschaft schon länger. Relativ neu ist, dass sie auch eine Sendestation ist. Strahlen von rund 100 Gigahertz kann sie aufnehmen und zurückschicken.

Die Vermittler dieser Gespräche von Haut zu Haut sind die Schweißdrüsen, wie israelische Forscher herausgefun-den haben. Eine, wie der *Spiegel* schrieb, »atemberaubende Bestätigung« für eine bis jetzt nicht für möglich gehaltene Funktion der Haut.

Der Nervus vagus hat insofern damit zu tun, als er ge-wissermaßen der heiße Draht ist. Er leitet die Information, die er über die Haut aufnimmt, weiter an die Zentrale im Hirn – in dem Fall sozusagen das Callcenter – und regis-triert außerdem, wie dringlich die Mitteilung ist. Das er-kennt er am Wasserpegel. Ist der Mensch im Stress, füllen sich die Schweißdrüsen nämlich mit Wasser.

Das erklärt, warum es schwerkranke Menschen oft als schmerzhaft empfinden, im Fieber berührt zu werden. Krankheit ist Stress, die Drüsen sind entsprechend gefüllt und reagieren anders als im Normalfall. Umgekehrt tut es älteren Menschen gut, wenn sie im Krankenbett berührt und gestreichelt werden. Sie empfinden die Hände als äußerst heilend.

Berührung hat eine Heilkraft, das gehört seit Jahrtausenden zur Weisheit der Menschheit. Klar war nur noch nicht, warum.

Plötzlich erscheint das Handauflegen nicht mehr als naive Behandlungsmethode.

Gerade heute, da die Hirnforschung ihre Bedeutung wissenschaftlich immer mehr untermauert, beobachten wir trotzdem eine völlig gegenläufige Praxis. Die ärztliche Anteilnahme, eben bestätigt, ist dabei, aus dem medizinischen Alltag zu verschwinden. Reines Psychogelaber meinen viele, egal, ob Medizinstudenten oder Chefärzte.

Unser Gesundheitssystem erscheint da wie ein Raum, dessen Wände sich mehr und mehr zusammenschieben. Der wirtschaftliche Druck beschränkt die Menschlichkeit. Was nicht sein dürfte, ist Realität. Für Mitgefühl kann sich der Arzt oft keine Zeit mehr nehmen. Abfertigung im Drei-Minuten-Takt, der Nächste, bitte.

Lieber werden kranke Menschen von einer Diagnosemaschine zur nächsten geschoben, von einem Labor ins andere verwiesen, von Test zu Test geschubst. Die oft beste Medizin, das Gespräch, das Zuhören, das Angreifen, kommt zu kurz. Studien zufolge unterbrechen Ärzte ihre Patienten im Durchschnitt nach achtzehn Sekunden. Die Heilkraft der Hände hat nirgends mehr Platz. Die Kranken werden von Untersuchungsapparaturen verschluckt, ohne dass ihnen vorher jemand auch nur die Hand gibt.

Für die klinische Medizin heißt das, dass der Arzt nicht nur seine Befunde anschauen und seine Röntgenbilder studieren soll. Er muss den Patienten anfassen. Indem er ihn berührt, hilft er ihm. Das Berühren hat eine heilende und eine prägende Dimension.

Anderes Beispiel: Man weiß auch, dass die ersten zwei Lebensjahre entscheidend sind für den Menschen. Ein Kind braucht die sogenannten taktilen Reize der Mutter. Das heißt, es muss gehalten werden, es muss gestreichelt werden. Denn diese taktilen Reize sind in der Lage, die Genanordnung zu verändern. Über Berührungen der Mutter oder sogar einer anderen sorgenden Vertrauensperson schlägt die Epigenetik eine Brücke, die normalerweise lange erhalten bleibt. Zum Beispiel in Bezug auf Stress.

Bekommt ein Kind genügend Streicheleinheiten, wird es Stress in späteren Jahrzehnten viel besser aushalten als ein Kind, das nicht genug Körperkontakt hatte. Als Erwachsener wird das vernachlässigte Kind im Stress überschießend reagieren und überall sofort eine Katastrophe sehen. Das ist beschrieben, das ist Faktum, das ist nicht wegzudiskutieren. Was da genau im Hintergrund abläuft, werden wir sehen, wenn wir hinter die Gene schauen.

In diese frühkindlichen Prägejahre fiel auch die berühmt gewordene Gutenachtgeschichte, deren Folgen Konrad Lorenz Dekaden später den Medizin-Nobelpreis bescheren sollten. Seinem unscheinbaren Kindermädchen kam dabei eine Schlüsselposition zu. Wiederholt las sie ihm Selma Lagerlöfs Erzählung von Nils Holgerssons Reise mit den Wildgänsen vor und weckte damit in dem kleinen Konrad Zacharias den Wunsch, selbst ein Wasservogel zu werden oder wenigstens die Vögel begleiten zu können.

Deshalb bekam er zum Spielen frisch geschlüpfte Entenküken geschenkt, an denen er schon als Kind eine Beobachtung machte, die ihn prägte. Sie folgten ihm wie der Entenmutter überall hin, auch ins Bett. »So erlebte er zum ersten Mal das Phänomen der Prägung, dessen komplexe wissenschaftliche Erklärung später zu seinen Verdiensten gerechnet werden sollte. Unwiderruflich, nach einem nur für äußerst begrenzte Zeit offenen genetischen Programm, wird der Jungvogel auf das erstbeste Wesen fixiert, das sich ihm in dieser Phase zuwendet«, wie *Spiegel*-Journalist Peter Brügge es formulierte.

Dass der zu bewusstem Handeln befähigte Mensch so etwas wie ein unauslöschliches Erbe unterhalb der Verwegenheit seines wuchernden Verstandes in sich birgt, hatte man schon vor Lorenz hinter vorgehaltener Hand vermutet. Auf den Punkt gebracht und thematisiert hat es erst der Verhaltensforscher, der Einstein der Tierseele, wie der *Spiegel* ihn nannte.

Sind aus Kindern Frauen und Männer geworden, sind sie über unsere Geschlechtsdrüsen untereinander vernetzt. Eine weitere Form der Kommunikation. Im Tierreich ist der Mechanismus gut erhalten. Chemische Verbindungen, von der Haut produziert und den Keimdrüsen gesteuert, werden im Riechhirn registriert und innere Drüsen damit beeinflusst. Relikte davon scheinen noch beim Homo sapiens geblieben zu sein.

Auch das ist eine Art der Kommunikation. Wir wissen es nicht, aber unsere Geschlechtsdrüsen unterhalten sich mithilfe der Pheromone. Vielleicht hat jemand schon einmal vom Schlafsaal-Phänomen gehört, vielleicht hat es sogar jemand erlebt.

Zwanzig Mädchen schlafen im selben Schlafsaal, und zwanzig Mädchen menstruieren zum selben Zeitpunkt. Junge Mädchen, die lange Zeit beisammen leben und im gleichen Raum schlafen, sind manchmal in ihrem Menstruationsverhalten synchronisiert: Der Eisprung, aber auch die Regelblutung treten gleichzeitig auf. Das ist keine kuriose Internatsgeschichte, das ist naturwissenschaftlich abgesichert. Wahrscheinlich beruht das Phänomen auf der Kommunikation zwischen Eierstöcken, Nase und Haut.

Sekrete der Haut und der Achsel, die hormonell angeregt sind, beeinflussen umgekehrt die Hormonsteuerung
im Gehirn.

Schon 2001 berichteten Forscher von der Universität
Yokohama, dass sich in den Achseln von Männern hormonähnliche Substanzen befinden. Sie werden von der
Schweißdrüse freigesetzt und sollen den Eisprung der Frau
beschleunigen. Das Signal für den Eisprung, im Fachjargon
heißt das Ovulationssignal, gibt die Hirnanhangsdrüse,
die wiederum mit den Geruchseindrücken der Nase enger
verbunden ist. Es ist eine Erklärung dafür, dass die in der
Haut gebildeten Stoffe des Mannes die Fruchtbarkeit der
Frau modulieren.

Andersrum, von Frau zu Mann, funktioniert die Sache
ähnlich. Die Testosteronbildung des Hodens wird durch
Stoffe der weiblichen Haut angeregt. Das führt, wie Wissenschaftler 1990 an der Arizona State University feststell-
ten, zu pheromon-ausgelösten erotischen Gedanken im
Gehirn des Mannes.

2001 berichtete ein Forscherteam aus der Universität von Chicago, dass in der Haut und in den Hautan-
hangsorganen gebildete hormonähnliche Substanzen den
Stoffwechsel im Gehirn des Partners, der diese Hauthor-
mone registriert, verändert. Diese über die reine Verhal-
tensbeobachtung hinausgehende Erkenntnis bestätig-
te sich an der Karolinska Universität. Riechen Frauen

Verbindungen, die den männlichen Hormonen ähnlich sind und ebenfalls von der Haut abgegeben werden, aktiviert das den zentralen Steuerungsteil des weiblichen Gehirns, den Hypothalamus.

Gleiches geschieht auch bei Männern, wenn sie eine östrogenartige Substanz der weiblichen Haut wahrnehmen. Diese Untersuchungen haben Ärzte mit den modernsten bildgebenden Verfahren präsentiert und bewiesen.

Zum richtigen Partner geht es tatsächlich der Nase nach. Wobei die Evolution eine eigene Ansicht von richtig hat.

Die Evolution hat das Anliegen, dass sich Menschen mit unterschiedlichem Genom paaren. Die Gendurchmischung ist ein Überlebensvorteil und damit ein Argument, das schwer zu entkräften ist. Deshalb hat sich die Natur da was einfallen lassen.

Die Riechmoleküle eines Menschen sind in der Nähe der sogenannten HLA-Gene, mit denen unser Immunsystem gesteuert wird. Immunologisch zu ähnliche Menschen stoßen sich über ihre Pheromone ab. Sie können sich nicht riechen.

Alles, was an der derzeitigen menschlichen Kommunikation noch unbewusst abläuft, kann in Zukunft vielleicht ganz anders genutzt werden.

Das ist kein hohler Verdacht, das ist eine in der Evolution gängige Möglichkeit. Mehr Neurone, mehr Fähigkeiten, so einfach könnte es sein. In der Schwangerschaft haben wir ein wunderschönes Beispiel dafür, dass die Anzahl der Neurone die Gehirnleistung tatsächlich verbessert.

Schwangere Frauen in der achten oder neunten Woche oder Männer, die mit schwangeren Frauen in der achten oder neunten Woche einkaufen gehen, erleben es öfter, dass die Frau plötzlich in die Luft schnuppert. Hier riecht es nach Tomaten, sagt sie dann vielleicht, oder nach Gurken.

Der Mann schnuppert ebenfalls. Nein, denkt er dann mit Sicherheit, du irrst dich, Liebling, hier riecht es nicht nach Tomaten, das bildest du dir nur ein, das ist eine der Gefühlsschwankungen in deinem Zustand. Laut sagt er am besten so was wie *Mhm* oder *Aha*.

In Wirklichkeit hat sich Folgendes ereignet: Durch das Schwangerschaftshormon Prolaktin vermehren sich die Neurone im Bulbus olfactorius, dem sogenannten Riech-kolben. Damit ist die Frau tatsächlich in der Lage, Sachen zu riechen, die der Mann nicht riecht.

Das hat natürlich auch seinen Sinn in der Evolution. Immerhin muss die Frau checken, was das Kind essen darf. Die Zahl der Neurone hängt demnach mit der Fähigkeit und der Leistung des Gehirns zusammen. Wenn wir davon ausgehen, dass der neue Mensch mehr Neurone hat, könnte die Riech-Kommunikation eine leichte Übung für ihn werden.

Oder er lässt sein Herz sprechen, eine weitere Form der kommunikativen Empathie. Ja, das geht. Auch jetzt schon, bloß reden wir derzeit noch ziemlich aneinander vorbei.

Mit der Kommunikation der Herzen ist nicht etwa ein romantisches Geplänkel gemeint. Es geht um handfeste Physik.

Das Herz ist aufgrund seiner elektromagnetischen Strahlung ein Kommunikationsorgan. Eine Art Turbine, die Strahlungen produziert, und zwar mehr als das Gehirn. Die Fülle von Strahlungen, die das Herz aussenden kann, ist messbar. Wir kennen das als EKG, das die Summe der elektrischen Aktivitäten aller Herzmuskelfasern misst.

Die Eckdaten einmal im schnellen Vorlauf.

Das Herz ist ein Magnet, weil das Eisen im Blut dort zirkuliert und ein Magnetfeld erzeugt. Die Erde hat auch so ein Herz, wo das Eisen rotiert und ein Magnetfeld erzeugt. Mit diesem Magnetfeld kann sich die Erde tausende Kilometer nach außen vor unangenehmen Strahlen schützen. Das Herz des Menschen kann über ein paar Meter hinweg ausstrahlen.

So, und jetzt das Ganze etwas genauer.

Der massige Erdkern besteht im Wesentlichen aus Eisen und Nickel, ist 3.450 Kilometer mächtig und bis zu 6.300 Grad heiß. Trotz dieser Temperatur schmilzt der Kern nicht. Der gewaltige Druck des umgebenden Erdreichs hält ihn zusammen. Der Mantel besteht hauptsächlich aus Silizium, Sauerstoff, Magnesium und Eisen und ist 2.900 Kilometer dick.

Der von der Erde bekannte Aufbau der Kernmantelkruste ist in allen terrestrischen Planeten wie Merkur oder Venus gleich. Allerdings verfügt nur die Erde über ein Magnetfeld, das den Planeten wie ein Schutzschild umgibt. Es ist eine Folge des flüssigen Eisens im Kern. Wie ein gewaltiger Dynamo bewegt das Eisen elektrische Ladungen, was nach den Gesetzen der Elektromagnetik ein Magnetfeld entstehen lässt.

Das Magnetfeld hält kosmische Strahlen ab, so nennen die Physiker die elektrisch geladenen Teilchen aus dem Weltall, die auf die Erde niederprasseln. Das Magnetfeld lenkt sie an die Pole, bevor die Partikel die Erdoberfläche erreichen. So entstehen übrigens die Polarlichter.

Ohne diese Magnetfelder wäre die Menschheit längst ausgestorben, weil ständig sterilisierende Strahlen auf die Erde gelangen würden. Vor 800.000 Jahren hat eine Umpolung stattgefunden, dabei verlor die Erde für kurze Zeit ihren Schutz. Damals hat der Einfall kosmischer Strahlung nicht allzu viel bewirkt, heute wären die Folgen dramatischer: Die Krebsgefahr bei Mensch und Tier würde signifikant steigen, Satelliten könnten der Reihe nach ausfallen wie sonst bei Sonnenstürmen, und es würde immer wieder Pannen im Stromnetz geben. Schutzschilde sind wichtig, ohne sie entstehen ernsthafte Probleme oder zumindest Risiken.

Auch Lebewesen tragen so einen Magneten in ihrem Inneren, der Erde vergleichbar. Denn das Blut, das im Herzen zirkuliert, enthält Eisen, das permanent bewegt wird und damit das Magnetfeld erzeugt.

So weit, so logisch.

Die erstaunlichere Entdeckung war die der Forscher am Institute of HeartMath. Sie fanden heraus, wie ungeheuer groß das Magnetfeld des Herzens ist. Die elektrische Komponente dieses Feldes ist etwa sechzig Mal stärker als die des Gehirns, die magnetische sogar bis zu fünftausend Mal. Sie kann noch mehrere Meter vom Körper entfernt gemessen werden.

Das Herz-Feld pulsiert und sendet komplexe rhythmische Muster durch den ganzen Körper. Dabei beeinflusst es offenbar eine Vielzahl von Prozessen. Selbst unser Gehirn stimmt sich immer wieder auf diesen elektromagnetischen Puls ein. In Zuständen wie Entspannung und Freude synchronisieren sich auch Atem und Blutdruck.

Das Herz-Feld könnte damit das synchronisierende Signal für den ganzen Körper bereitstellen, auf das wir uns bewusst einstimmen können, um sozusagen in Harmonie mit dem Herzen zu schwingen.

Wenig überraschend ist es da, wenn die Forscher am Institute of Heart Math berichten, dass negative Emotionen ein sehr gestörtes rhythmisches Muster hervorrufen. Liebe, Freude und andere positive Emotionen erzeugen sehr harmonische und gleichmäßige Felder, wie man anhand einer Spektralanalyse des Herz-Feldes nachweisen konnte.

Manche Menschen betreten einen Raum, und der Wind geht. Das nennen wir Ausstrahlung. Das beneiden wir als Charisma. Das speichern wir unter Persönlichkeit ab. Menschen, deren Herzstrahlung so deutlich zu spüren ist, beeindrucken uns. In Zukunft wird der neue Mensch möglicherweise noch viel mehr aus dem Magneten in seiner Brust machen.

Es existiert.

Es ist ohne weiteres vorstellbar, dass wir das auch weitervermitteln, ähnlich wie unsere Pheromone. Manche Menschen können schon jetzt ihre elektromagnetische Kraft so bündeln, dass sie damit eine Gabel verbiegen. Das ist die Energie, die in unserem Herzen ruht und sich kanalisieren lässt.

Die Wissenschaft versucht bereits, in den Nervenzellen elektrische Ladungen zu identifizieren, die sich zu Gedanken bilden. Was ist dann nicht alles mit einem Magnetfeld wie dem des Herzens vorstellbar.

Unser Herz ist ein großer Magnet. Dieser Magnet sendet Strahlen. Diese Strahlen sind möglicherweise eine Kommunikationsform, unabhängig vom gesprochenen Wort, das auch in den Gedanken elektrisch kodiert ist.

3

Hinter die Gene schauen
Der Mensch lebt mit den Erfahrungen der Eltern

Die Gene.

Das Erlebte.

Das Verändern der DNA.

Es existiert.

Gene. Das war immer so ein endgültiges Wort. Wenn etwas in den Genen verankert ist, kann man nichts machen, leider, nicht zu ändern. Gene sind Abschnitte auf der DNA, und die ist, wie sie ist.

Wir haben gelernt, dass alles in den Genen kodiert ist. Die Grundbausteine des Menschen sind festgelegt, angeordnet, unumstößlich. Sie ergeben die Gebäude, in denen wir wohnen, und sie formen den Menschen, der jeder von uns ist. Gleich bei der Empfängnis wird das fix und fertig gemacht, und dann bleibt es so bis zum Tod. Es kommt nichts weg und nichts dazu, an der DNA ist nicht zu rütteln. Schluss, aus, basta.

Aber das ist nicht so.

Dass nicht die Gene das allein Ausschlaggebende sind

für unsere körperliche Entwicklung, haben die Wissenschaftler im Bienenstock entdeckt. Biene ist nicht gleich Biene, das trichtern uns die Biologie-Lehrer in der Schule ein. Es gibt eine Hierarchie, so ein Bienenvolk besteht aus den Arbeiterinnen, den Drohnen und der Königin. Die drei unterscheiden sich fundamental in ihrer Größe, in ihrer Lebenszeit und in ihrer Fruchtbarkeit.

Als es der Wissenschaft gelang, die DNA zu entschlüsseln, ließ sich auch das Genom der Bienen dechiffrieren. Es stellte sich Verblüffendes heraus. Alle drei Bienenarten haben nämlich das gleiche Genom. In den Genen ist kein Unterschied zwischen ihnen ersichtlich. Offenbar musste es etwas anderes geben, das aus einer Biene eine Königin macht.

Stimmt. Es gibt etwas anderes. Es ist das Gelée Royale. Das ist der Festschmaus, den eine Biene in ihren entscheidenden Lebenstagen gleich nach dem Schlüpfen zu essen bekommt. Das erhebt sie in den Adelsstand, das macht sie zur Königin.

Wieder einmal liegt es an der Nahrung. Die Ernährung kann eine so fundamentale Änderung im Genom der Bienen hervorrufen, dass eine ganz andere Spezies daraus wird.

Die Wege der Wissenschaft sind oft recht kurvig, und diesmal führten die Serpentinen von den Bienen in die Weinberge. Dort stolperten die Genforscher über das nächste Mosaiksteinchen zur Lösung des Rätsels, wie es denn wirklich in der DNA zugeht. Sie entdeckten, dass Pestizide, die bei den Reben gespritzt werden, für die Gene Gift sind. Sie belasten sie teilweise so, dass sie gar nicht mehr voll befruchtungsfähig sind. Sie sind zwar noch zur Zeugung imstande, aber nur noch eingeschränkt, weil sich die Pestizide genau auf die Gene auswirken, die veranlassen, dass sich Spermien bilden.

Tierversuche bestätigten die Befürchtung und ließen Rückschlüsse auf den Menschen zu. Dabei stießen die Wissenschaftler auf die eigentliche Sensation und schlossen auf die Erklärung eines Phänomens.

Pestizide schränken die Fertilität ein. Kommt es dennoch zu einer Schwangerschaft, werden die reproduktiven Einschränkungen weitervererbt. Die Spermien sind damit nicht mehr das, was sie einmal waren.

Die Nachricht war von der Sorte, die die Wissenschaftler sprachlos macht. Die nächste Generation erbt etwas, das gar nicht in den Genen gespeichert war. Das musste man erst einmal verdauen.

Und dann kam Dolly.

Dolly, das Schaf aus der Retorte, gewisse Altersgruppen unter den Lesern werden sich erinnern. Die Schlagzeile ging um die Welt. Dolly war der letzte schlagende Beweis, dass nicht ausschließlich die Gene für unser Leben entscheidend sind. Dolly war nicht geplant, Dolly ist passiert.

Ursprünglich war der Plan ein ganz anderer. Die Wissenschaftler wollten einem Schaf DNA entnehmen, die

Milch produzieren kann, und eine Zellkultur anlegen. Sie wollten die Gerinnungsfaktoren, die normalerweise auch in der Milch vorkommen, isolieren und damit Pharmazeutika herstellen.

Das Ergebnis sollte ein neues Produkt der Pharmaindustrie sein. Es wurde ein ganzes Schaf daraus.

Damit sich die milchproduzierenden Zellen besser vermehren, kam die DNA in das Zytoplasma einer Eizelle, wo sich wider Erwarten keine neuen milchproduzierenden Zellen bildeten, sondern gleich ein Embryo. Aus dem Embryo wurde ein Lamm. Aus dem Lamm ein Schaf. Das Tier hatte sich verdoppelt. Die Welt bestaunte Dolly.

Danach ließ sich nicht mehr behaupten, dass das Genom, also die an der DNA gespeicherten Gene, über unseren Körper und unsere Anlagen alleine bestimmen.

Wenn aus dieser DNA, nur weil man sie in das Zytoplasma, also in die Umgebung einer Eizelle gegeben hat, nicht wieder nur eine milchproduzierende Zelle, also genau dasselbe, entstehen muss, dann waren in dieser Eizelle offensichtlich magische Kräfte am Werk.

Die Bienenkönigin, der Weinbauer, das Schaf Dolly. Drei Hinweise, die die Wissenschaft in eine neue Ära schubsten. Da war mehr dahinter, so viel war klar, so etwas wie ein Code, der im Laufe unseres Lebens die Gene so beeinflusst, dass sie ihre Aktivität ändern. Ihre Arbeit ist plötzlich eine ganz andere. Auf einmal haben sie eine neue Jobbeschreibung. Sie machen die Biene zur Königin, den Weinbauernsohn zum Erben eines Genschadens, der gar nicht im Erbe enthalten war, und eine Euterzelle zu einem ganzen Schaf.

Ein neues Fachgebiet hatte sich aufgetan, es erhielt einen Namen: die Epigenetik.

Man hatte hinter die Gene geschaut. In Anlehnung an die Metaphysik, die hinter der Physik liegt, ist die Epigenetik das, was hinter der Genetik liegt. Es ist die Genverpackung, die langsam fast wichtiger zu werden scheint als die Gene selbst.

Die Epigenetik ist der Kodierungsvorgang dessen, was wir in unseren 60, 70, 80 Jahren Leben erleben. Jedes einzelne Ereignis schlägt sich in unseren Genen nieder. Darauf, dass wir diese Gen-Informationen auch an die nächsten Generationen weitergeben können, waren wir nicht gefasst, aber es ist so.

Unser Nachlass ist weit größer, als wir uns das jemals vorgestellt haben. Wir schreiben praktisch permanent unser Testament um.

Die Epigenetik ist eine sehr junge Disziplin. 2002 hat das alles erst richtig begonnen. Der Wiener Professor Dr. Thomas Jenuwein war ein Pionier der Epigenetik am IMBA, dem Institut für Molekulare Biotechnologie in Wien. Er war einer der Ersten, die darüber ausführlich publiziert haben. War gar nicht so leicht, damit durchzudringen. Ich selbst musste einmal im IMBA einen Festvortrag halten und hatte dieses Thema gewählt. Applaus erntete ich damit nicht. Das Auditorium war nicht bloß skeptisch, es drückte sich klar und deutlich aus: »So ein Blödsinn.«

Hinter der genetischen Kodierung liegt noch eine epigenetische Kodierung. So weit hat es sich in der medizinischen Welt seit den Anfängen der Epigenetik durchgesetzt. Mittlerweile ist entschlüsselt, was dahintersteckt.

Gene und ihre Bestandteile sind wie Perlen auf einer langen Kette aufgereiht, der DNA. Diese Perlenkette kann unterschiedlich verknäult und gefaltet sein, und sie bleibt auch nicht immer gleich. Im Laufe des Lebens reagiert sie auf äußere Einflüsse und verändert sich. Sie passt sich damit an immer neue Situationen an, denn wenn sich die Genverpackung ändert, ändert sich auch die Genfunktion. Selbst die Gen-Anatomie wird durch so eine Verpackungsänderung modifiziert.

Soweit das Große und Ganze. Wir gehen ins Detail.

Jede Perle auf der DNA-Kette ist eine Base. Die Sequenz dieser Basen-Perlen ergibt die Information für das Protein, das gebildet wird. Der entscheidende Punkt aber ist: Die Basen-Perlen haben eine elektrische Ladung. Nur dadurch ist es möglich, dass sich die Perlen zusammenfalten oder auseinanderstretchen können.

Diese Ladung entscheidet über die Dreidimensionalität der Perlenketten. Je nachdem, wie sie gefaltet ist, wird ein Genabschnitt an der Kette exprimiert, das heißt, in ein Protein umgesetzt, oder unterdrückt und ruhig gestellt.

Im Detail sind diese Ladungsträger nichts anderes als CH3-Gruppen, genauer gesagt Methyl-, Acetyl- oder Phosphatgruppen. Kleine Moleküle jedenfalls, die an die DNA angehängt werden. Durch diese Anhängsel entsteht eine unterschiedliche Ladung an der DNA, die die genetische Information ändert. Es sind diese elektrischen Ladungen, die im Laufe eines Lebens verändert werden können. Die Veränderung bleibt erhalten, bis in die nächste Generation hinein.

Würden wir die DNA unter ein Mikroskop legen und uns diesen Faden anschauen können, würden wir einen faszinierenden Film sehen. Wir könnten in der lebenden Zelle beobachten, dass dieses Knäuel der zwei Meter langen Perlenkette – so lang ist jede DNA-Kette in jeder menschlichen Zelle – ununterbrochen und über ihre gesamte Länge hinweg zittert. Wie sie oszilliert. Dieses Zittern ist der epigenetische Code. Erst der entscheidet, warum eine Zelle eine Nase wird und eine andere Zelle eine Bauchspeicheldrüse. Ein winziges elektrisches Zittern ist der Architekt unseres Körpers.

Seine Bausteine sind im Prinzip alle gleich. Jede Zelle in unserem Körper hat die gleiche DNA, das gleiche Genom. Das ist bei der Geburt entstanden. Trotzdem designt die zittrige Hand unseres Architekten aus einer Zelle ein Ohrenprotein, aus einer anderen macht sie eine Leberzelle. Aus der gleichen DNA werden völlig unterschiedliche Zellen. Je nachdem, ob sie aktiviert oder ruhig gestellt sind.

Es ist ein unglaublich intelligentes, immens komplexes und doch so genial simples System. In der Leberzelle sind alle Gene, die eine Niere machen würden, ruhig gestellt. Das geht über dieses Epigenom.

Es gibt drei Lebensphasen, in denen die DNA besonders verändert und geformt wird, die sogenannten epigenetischen Fenster. Wir haben drei davon in unserem Leben.

Die erste Lebensphase ist die Schwangerschaft. In diesen neun Monaten verändert die Mutter die DNA des Embryos. Sie ist bei der Zeugung, im Moment der Vereinigung von Ei- und Samenzelle entstanden. Das Genom ist definitiv fertig, aber die Epigenetik hat darauf noch Einfluss. Das, was die Mutter erlebt, hinterlässt am Epigenom des Kindes seine Abdrücke. Das Kind nimmt es wahr und speichert es bis über Jahrzehnte hinaus. Es wirkt sich auf sein späteres Leben aus.

Ein einfaches Beispiel anhand naturwissenschaftlicher Fakten:

Das Kind braucht, das hatten wir schon, die Methylgruppe als Ladungsträger, um seine Informationen epigenetisch richtig zu konsolidieren. Doch woher kommt sie, diese Methylgruppe? Wer schafft sie herbei? Es ist eine Substanz, die viele aus der Werbung kennen, die Folsäure. Schwangere brauchen Folsäure, wird da immer wieder getrommelt, allerdings bleibt einem Laien oft verborgen, wozu.

Wenn eine Frau in der Schwangerschaft keine Folsäure hat, dann fehlt das epigenetische Material. Der Methyl- oder CH3-Rest ist einer von drei wichtigen Bausteinen. Ist der während der Schwangerschaft nicht verfügbar, können bestimmte Gene nicht methyliert werden, und schon sind wir bei unseren Pickerln, die uns bei den Viren und beim Alterungsprozess begegnet sind. Diese bestimmten Gene kriegen ihr Pickerl nicht, obwohl es absolut notwendig ist.

Die Folgen können gravierend sein. Ohne Folsäure kommt es zum Ausbleiben des Verschlusses der Wirbelsäule, der sogenannten Dysraphien. Das Baby wird mit einem offenen Wirbelkanal geboren, der medizinische Ausdruck dafür ist Spina bifida. Es kann sein, dass das Kind später Schwierigkeiten beim Gehen hat, es kann aber auch sein, dass es querschnittgelähmt ist.

Die Werbung für die Folsäure hat durchaus ihre Berechtigung. Nicht, weil sie so gesund ist, sondern weil sie der Baustein ist für dieses epigenetische Material.

Ein zweites Beispiel, auch sehr beeindruckend:

Die Frau braucht für die Epigenetik während ihrer Schwangerschaft das Vitamin D. Ein Vitamin D-Mangel der Mutter kann bewirken, dass das Kind plötzlich viel zu früh, vielleicht schon mit fünfzig, mit Osteoporose zu tun bekommt. Das heißt, fünfzig Jahre nach der Geburt hat der Mensch noch immer das Problem, dass die Mutter während der Schwangerschaft zu wenig Vitamin D hatte. Das sind harte Daten, die sind messbar.

Ein Beispiel aus dem hohen Norden:

Fällt der zweite und dritte Teil einer Schwangerschaft in die Monate zwischen November und März, in denen es in den nordischen Ländern kaum Sonne gibt, kommt es bei diesen Kindern gehäuft zu multipler Sklerose. Der Zusammenhang ist simpel. Wenig Sonne, wenig Vitamin D.

Was nicht heißt, dass eine werdende schwedische Mutter, die ihren Geburtstermin im März hat, automatisch um ihr Kind fürchten muss. Vitamin D lässt sich dem Körper auch über die Nahrung oder Nahrungsergänzungsmittel zuführen. Tut sie in der Richtung allerdings gar nichts, kommt die Gefahr, dass das Kind mit dreißig an multipler Sklerose erkrankt, nicht von ungefähr. Auch das sind Fakten, die sich messen und beweisen lassen.

Weniger messbar, aber nicht weniger folgenschwer, ist der Stress. Das Thema hatten wir schon in der frühkindlichen Prägephase in den ersten beiden Lebensjahren, in denen die taktilen Reize so wichtig sind. Wir haben es auch schon in der Schwangerschaft und wieder im zweiten und dritten Trimenon.

Stress kann dabei vieles sein. Mobbing zum Beispiel, vom Chef, von Kollegen, vom Ehemann, von den Schwiegereltern. Jeder im Umfeld der Schwangeren, der Druck auf sie ausübt, sie ungerecht behandelt, sie überfordert, kann der Übeltäter sein. Was immer die Mutter in Stress versetzt, das Kind merkt es, und es merkt es sich über Jahrzehnte.

Hat es in seinem eigenen Leben irgendwann Stress, wird es ihn nicht mit Gleichmut hinnehmen. Im Gegenteil, selbst als Erwachsener wird es ihm nicht gewachsen sein und mit allem reagieren, das die Psyche in so einem Fall auslösen kann, von Kopfweh bis Panikattacken. Der Mensch ist sein Leben lang nicht mehr in der Lage, Stress ertragen zu können. Das alles, weil wichtige Gene epigenetisch determiniert wurden.

Biochemisch läuft das so ab:

In Stresssituationen produziert die Schwangere zu viel von dem Stresshormon Cortisol. Das Kind methyliert und acetyliert deshalb völlig anders, was zu einer Veränderung des Glukokortikoidrezeptor-Gens führt. Bei großem sozialem Stress der Mutter kann das Kind sogar permanent unter Depressionen leiden.

Ein Baby, das vielleicht alle Voraussetzungen hatte, ein Sonnenscheinchen zu werden, findet sich plötzlich auf der Schattenseite des Lebens wieder, weil ein Gen anders verpackt ist, nachdem irgendwer die Mutter in der Schwangerschaft gemobbt hat. Gerecht ist die Epigenetik nicht. In so einem deprimierenden Fall gibt es allerdings schon Hilfe.

Manche Psychopharmaka greifen in die Epigenetik schon ein. Ein Medikament namens Fluoxetin ist in der

Lage, diese Methylreste, die zu der Veränderung der DNA und damit zur Depression führen, wieder wegzunehmen.

Desaströs sind die Folgen für das Ungeborene, wenn Süchte im Spiel sind. Alkohol, Nikotin oder Rauschgifte erhöhen die Chancen auf Schizophrenie oder Geisteskrankheiten. Nicht weil es in den Genen liegt, sondern weil es von der Mutter während der Schwangerschaft so vorbereitet wurde.

Amerikanische Wissenschaftsjournale haben das perfekt auf den Punkt gebracht: »Die Kinder müssen mit den Sünden ihrer Eltern leben.«

Sie müssen mit den bewussten und den unabsichtlichen Sünden ihrer Eltern leben. Genauso wie die Eltern mit den bewussten und den unabsichtlichen Sünden ihrer Eltern leben mussten. Es ist eine unendliche Reihe in die Vergangenheit und in die Zukunft. Der Staffellauf endet nie. Eine Generation gibt der nächsten ihre Stäbe weiter.

Öffnen wir das zweite epigenetische Fenster, durch das wir schon kurz einmal hineingelugt haben. Die ersten beiden Lebensjahre eines Menschen.

Diese Jahre sind deswegen so wichtig, weil der Mensch wegen der Ausmaße des weiblichen Beckens und des kindlichen Kopfes extrem früh zur Welt kommen muss. Deshalb verfügt er nicht über die Orientierungsprogramme, die man bei anderen Säugern findet. Die fehlenden Instinktsysteme müssen durch epigenetische Prägungen ersetzt werden, wodurch auch eine schnellere Anpassung an immer andere Gegebenheiten erfolgen kann, als nur allein mit Instinkten. Es ist eine pädomorphische Prägung, die von der Umgebung ausgeht, mit der der Neonatus dann in das Haus der Zivilisation einziehen kann. Dabei scheinen körperliche Zuwendungsaktionen eine große Rolle zu übernehmen.

Was fehlende taktile Reize anrichten können, haben wir in Zusammenhang mit der Kommunikation über die Haut angerissen. Jetzt ist es Zeit, die epigenetischen Abläufe dahinter unter die Lupe zu nehmen. Wird ein Baby nicht gestreichelt, liebkost, geknutscht, quittiert die Epigenetik das nämlich gnadenlos.

Es muss nicht unbedingt die Mutter sein, die es herzt und im Tragetuch um sich hat. Vom Geruch her ist sie natürlich optimal, weil das Kind sie während der Schwangerschaft schon riecht und den Mama-Duft kennt. Jede andere liebevolle Person kann diese Pflicht aber genauso übernehmen, und eine Pflicht ist es, da kann man machen, was man will. Wer immer sie erfüllt, ist der Evolution egal. Hauptsache, es wird erledigt, da ist sie relativ egoistisch.

Die taktilen Reize wirken über Nervenpunkte in der Haut. Genau genommen sind sie so etwas wie Klatschtanten, in Österreich nennen wir das Tratschen. Sie petzen der Epigenetik quasi, was sich draußen abspielt. Berührt irgendwer die Haut des Babys, oder überlässt man es mehr oder weniger sich selbst?

Wenn Letzteres der Fall ist, spielt sich Folgendes ab:

Melden die Nervenpunkte auf der Haut keine Berührungen, wirkt sich das auf die Gene für den Oxytocin- und den Östrogenrezeptor in der Area praeoptica aus. Der Ort des Geschehens ist mittlerweile genau zu bestimmen. Ist nun das Oxytocinrezeptor-Gen verändert, hat das Auswirkungen auf das Oxytocin, das Bindungshormon, das der Mensch braucht, um überhaupt eine Partnerschaft eingehen zu können. Der Oxytocinrezeptor arbeitet nicht mehr ordentlich, und das Kind wird es in seinen Beziehungen einmal schwer haben.

Schiebt man ein Kind so schnell wie möglich in eine Krippe ab, wo es nur relativ oberflächlich gefüttert, gewärmt, gewickelt, aber kaum gestreichelt wird, richtet man da einen sehr großen Schaden an. Bitte nicht falsch verstehen, ich will damit keinesfalls auf die Einrichtung von Kinderkrippen losgehen. Wir können froh sein, dass es sie gibt, und eine oberflächliche Betreuung ist dort auch nicht gang und gäbe. Im Übrigen kommt Liebesentzug genauso in der Familie vor, in vielen Fällen ganz unbewusst. Ausgebadet wird das vom Kind, so viel ist gesichert. Das kann man sich gar nicht genug einprägen.

Es ist das Kind, das später Probleme hat, die es bei anderer Sorgfalt nicht gehabt hätte. Kinder, die zu wenig Körperkontakt hatten, können keine Liebe weitergeben, weil ein Gen verändert wurde. Diese Information in ihrem Erbgut ist unvollständig, fehlgeleitet, nicht verständlich.

Charakter und Schicksal des Kindes sind determiniert. Da sieht man auch, wie wichtig eigentlich die Zeit der Kinderkrippen ist.

Berührend, nicht? Um es beim richtigen Wort zu nennen.

Das dritte epigenetische Fenster ist die Pubertät. In dem Moment, in dem die Geschlechtshormone im Gehirn ankommen, kann man die DNA noch einmal formen wie Plastilin und damit allerhand entscheiden. Was wir als erotisch ansehen, vielleicht sogar welcher sexuellen Orientierung wir folgen. Es gibt sehr verlässliche Hinweise, dass der erste Eisprung bei einem Mädchen über das gesamte sexuelle Leben entscheidet.

Es ist ein Prägefenster von zwei Tagen im Alter von zwölf oder dreizehn Jahren, in denen er stattfindet, dieser erste Eisprung. Es ist das erste Mal, dass das Östrogen, das beim Eisprung immer am höchsten ist, ganz nach oben geht und eine Determinierung hervorruft.

Natürlich ist das ein Ereignis für das Kind, es ist extrem sensitiv. Passiert akkurat in dieser Zeit irgendetwas Brutales, ist das Mädchen, das da eben zur Frau wird, über Jahrzehnte sexuell irritiert. Daran lässt sich abschätzen, welche besondere Verantwortung wir für Teenager in dieser Lebensphase haben.

Ob sich tatsächlich entscheidet, welchen sexuellen Weg jemand einschlägt, wissen wir nicht. Darüber wann, wie und warum Homosexualität entsteht, gibt es nur Theorien und Hypothesen. Sicher ist, dass alles, was der Mensch in der Pubertät erlebt, ihn beeinflusst, es wird epigenetisch determiniert. Der Alltag prägt uns mehr, als wir glauben.

Wie wichtig die Ernährung in der Pubertät ist, haben wir anfangs schon erfahren, als wir den neuen Menschen von allen Seiten beleuchtet haben. In Bezug auf die Evolution wissen wir also übers Essen Bescheid. Werfen wir jetzt im Sinne der Epigenetik einen Blick auf die Essgewohnheiten.

Eigentlich ist es in einem Satz zu sagen: Zu viele Kohlenhydrate in der Pubertät haben ein Leben lang Gewicht.

Um genau zu sein, beginnt das schon nach der Geburt. Kommen Kinder mit Untergewicht zur Welt, die deshalb über die Maßen aufgepäppelt werden, ist das eine epigenetische Kodierung, die dick macht. Die Mütter meinen es mit Sicherheit gut. Wahrscheinlich sind sie selber mit dem Glaubenssatz aufgewachsen, alles tun zu müssen, damit was wird aus so einem Dünnling. Indem sie es aber in den ersten zwei Lebensjahren überfüttern, tun sie ihm nichts Gutes. Die Epigenetik sorgt dafür, dass das Kind ewig fett bleiben wird.

In der Pubertät hat der Mensch dann die zweite Chance auf ein beschwertes Leben. Übergewicht in dieser Lebensphase heißt Übergewicht, mit dem man immer zu kämpfen haben wird. Die Mädchen haben es dabei besonders schwer.

Bei ihnen ist die Pubertät der Übergang vom Kind zur geschlechtsreifen Frau. Das Ganze dauert nur ein paar Monate, aber die genügen, um im Körper alles gehörig durcheinanderzubringen. Die Hormone kennen sich nicht mehr aus, der Stoffwechsel muss sich ändern, es bildet sich eine Insulinresistenz, jenes polyzystische Ovar, das wir uns schon genauer angeschaut haben. Epigenetisch reagiert der Organismus da auf zu viele Kohlenhydrate, indem er ein Leben lang schmollt. Pubertäre Fressphasen prägen und rächen sich nachhaltig.

Von den drei Prägephasen in unserem Leben haben wir vermutlich der Pubertät die geringste Aufmerksamkeit geschenkt. Wie groß ihre Rolle von der Epigenetik aus betrachtet wirklich ist, registrieren wir noch nicht genügend.

Die Umwelt aufsaugen und in den Genen speichern, die DNA verändern und an die nächste Generation weitergeben.

Was für eine unglaubliche Leistung der Evolution.

Die Evolution ist erpicht darauf, dass sich das Individuum vom Zeitpunkt seiner Geburt an so adaptiert, dass es überlebt. Nicht ganz leicht im Laufe der Zeit. Das Ambiente ändert sich schneller, als das Genom es kann. Eine Mutation dauert ihre zigtausend Jahre. Es zieht sich, bis sich da endgültig etwas etablieren kann.

Deswegen hat die Evolution die Epigenetik zur Schnellanpassung geschaffen.

Die Epigenetik macht es möglich, hurtig etwas zu adaptieren und es auch zu behalten. Das ist der Grund, warum es überhaupt eine Epigenetik gibt. Abgesehen von der grundlegenden evolutionären Bedeutung, dass damit aus einer Eizelle ein Organismus mit vielen verschiedenen Organen entstehen konnte, wie im Falle von Dolly, dem Schaf. Die unterschiedlichen Organe können unterschiedlich geprägt und imprägniert werden, und dann werden aus einem Genom, aus einer DNA, völlig unterschiedliche Teile und Organe.

Was die Epigenetik alles zustande bringt, ändert schon ein bisschen unser Weltbild, wenn ich das einmal vorsichtig sagen darf. Was bis jetzt These war, ist auf einmal Faktum.

Es existiert.

Die Ernährung des Vaters vor der Zeugung hat einen Einfluss auf den Stoffwechsel des Kindes, der sich über Jahrzehnte hinweg auswirkt.

Die Liebe, die wir einem Kind schenken, kann weitervererbt werden, und zwar nicht über die Gene, sondern über die Zuwendung, die die Gene verändert.

Wie wir in Stresssituationen reagieren, wie wir die Sexualität leben, wie wir Konflikte im Inneren und im Äußeren austragen, das ist determiniert.

Die Beispiele lassen sich endlos aufzählen. Es lassen sich unbegrenzt Gedanken machen, und irgendwann landet man bei Fragen wie der nach dem positiven Karma.

Der Vollständigkeit halber soll nicht unter den Tisch fallen, dass es natürlich auch Menschen gibt, bei denen sich in dem einen oder anderen Prägefenster nichts getan hat. Ich traue mich zu wetten, es sind wenig. Die meisten von uns leben mit epigenetischen Prägungen. Manche erleichtern uns die Dinge, andere nicht.

Nach der Pubertät wird das letzte Fenster geschlossen. Dann gehen wir unseren Weg. Wir gehen ihn mit unserem freien Willen, den wir, nach allem, was wir jetzt wissen, wahrscheinlich auch anders interpretieren müssen.

Natürlich können wir gegen unsere epigenetischen Codes ankämpfen. Wir tun es ständig, überall, ein Leben lang. Aber viel Spielraum haben wir dabei nicht. Wir brauchen schon einen sehr starken Willen, um dagegen anzukommen. Wer je zu rauchen aufgehört hat, weiß, was ich meine. Schon das ist ungeheuer schwierig, dabei ist es vergleichsweise etwas geradezu Simples. Nicht mehr zu rauchen ist schließlich bei weitem nicht so festgeschrieben wie eine Prägung in einem der drei epigenetischen Fenster.

Vielleicht gelingt es ja in Zukunft einem neuen Menschen wie dem Homo sapiens sapiens, das Ganze umgekehrt anzugehen. Dieser neue Mensch könnte fähig sein, seine Kinder nicht mehr mit seinen Sünden leben zu lassen. Mehr noch, er könnte die drei Prägefenster dazu nutzen, seine Nachkommen positiver, humaner, mitfühlender zu prägen. Bewusst mit Herzenswärme. Vielleicht sogar mit Liebe.

4

Hinter unser Menschsein schauen

Die neue Biografie der Frau

Die späte Geburt.
Die neue Biografie der Frau.
Das Verschieben der Menopause.
Es existiert.

Die Menschen bleiben länger jung. Die Schwangerschaften kommen später. Die Kinder haben ältere junge Mütter. Die Biografie der Frau ändert sich. Die Biografie der Frau ändert uns.

Das sind die Aussichten für die Familie der Zukunft im Telegrammstil, um ein Wort aus einer Vergangenheit zu benutzen, das gerade im Zusammenhang mit der Verwandlung zum neuen Menschen nicht antiquierter sein könnte.

Was ist dabei in Körper und Geist der Frau im Gange?

Die biologische Uhr der Frau geht nach. Sie tickt noch wie eh und je, das schon. Denn die Zeitverschiebung hat keinen evolutionären Grund. Die Frauen wollen es so, sie drehen gerade selber an ihrer innersten Uhr. Sie bekommen später Kinder, als es früher Usus war. Das ist ein

Trend, abzulesen an der Geburtenstatistik. Ab dem 35. Lebensjahr der Frau nimmt die Geburtendichte vehement zu.

So wie die Biografie der Frau bis jetzt angelegt war, war sie in ihren Zwanzigern damit beschäftigt, Kinder zu kriegen. Davor gab es Zeiten, in denen sie mit zwanzig schon einen Stall voller Nachwuchs hatte. Die Lebenserwartung war damals nicht berauschend, da mussten die Frauen ein gewisses Tempo an den Tag legen, um den Kindersegen in ihren fruchtbaren Zeiten unterzubringen. Außerdem waren in allen Epochen vor der Pille die Möglichkeiten, die Schwangerschaften zu timen, spärlich, um nicht zu sagen inexistent.

Die Frau konnte ihre ehelichen Pflichten kaum verweigern. In den einstigen sozialen Umständen, in denen die Gattin praktisch zum Eigentum des Ehemannes gerechnet wurde, kam das gar nicht gut. Er war der Mann im Haus, in das seine Frau gehörte, sie war sozusagen Inventar auf zwei Beinen. So sagte man es nicht, aber so sah man es.

Der Mann konnte aufpassen. Siehe oben.

War die Frau einmal ungewollt schwanger, hatte sie nur die Wahl zwischen Akzeptanz und Engelmacherin. Mitunter hatte die Natur ein Einsehen und erledigte das Ganze auf ihre Art.

Seitdem ist so einiges den Fluss der Zeit hinuntergeflossen. Der Evolutionsablauf hat seine Arbeit getan, die Gesellschaft die ihre. Die Frau ist emanzipiert und bestimmt selbst über sich, ihren Körper und ihr Kind, und sie bestimmt, dass sie sich nicht übereilen will mit dem Mutterwerden.

Muss sie auch nicht. Sie hat Zeit.

Gesellschaftlich, weil eine Frau längst nicht mehr als sitzengebliebene Jungfrau gilt, wenn sie mit dreißig noch nicht unter der Haube ist und mindestens zweimal schwanger war. Beruflich, weil es sich eingebürgert hat, zuerst an der Karriere und dann an der Familie zu arbeiten, und privat, weil sie nicht mehr den Erstbesten nimmt.

Eins nach dem anderen.

Die Schwangerschaft hat sich nach hinten verschoben. Frauen bekommen ihre Kinder nicht mehr mit zwanzig oder dreißig, sondern mit vierzig oder fast fünfzig. Das heißt, ihre Biografie ändert sich, sie ändert sich sozusagen kollektiv.

Aus einer der persönlichsten Entscheidungen der Frau wird ein soziales Phänomen. Auf einmal betrifft es uns alle. Es verändert die Dinge, es verändert die Zeit, es verändert den Menschen.

Alles, was in unserem Leben passiert, beeinflusst über unsere Epigenetik unsere Gene und prägt sich in die Spezies Mensch ein. Ganz besonders natürlich auf ihrem ureigensten Gebiet, der Fortpflanzung und Vererbung. Trends sind Strömungen in der Gesellschaft. Die Entscheidung der Frau, später Mutter zu werden, ist ein Trend.

Aus beruflicher Sicht der Frauen ist die Tendenz völlig verständlich. Karriere geht vor, Familie will erarbeitet sein. Die meisten Frauen sind berufstätig und wollen oder müssen es auch bleiben. Außerdem haben die Frauen, wie die Erfahrungen der vergangenen Jahrzehnte zeigen, in jüngeren Jahren mehr Zeit für den Job. Der Grund führt uns direkt ins Privatleben.

Frauen warten länger auf den Prinzen. Jetzt können wir uns natürlich genüsslich darüber auslassen, ob die Frauen immer mehr werden, wie sie sein wollen, oder Männer auch nicht mehr das sind, was sie einmal waren. Die Wahrheit liegt wie meistens dazwischen. Das Resultat ist in jedem Fall dasselbe, ein Warten auf den richtigen Partner.

Von Menschenseite her gibt es dagegen überhaupt nichts zu sagen. Die Natur ist da weit ungerechter. Sie hat die Frauen mit einer Fruchtbarkeits-Stoppuhr ausgestattet, die die Männer nicht haben. Ab dreißig steht diese Uhr auf Alarm und erinnert die Frauen ununterbrochen daran, nicht auf die Nachwuchsfrage zu vergessen. Ab vierzig wird es langsam schwieriger, schwanger zu werden. Ab fünfzig ist es irgendwann ganz aus mit der Fortpflanzung. Menopause ist in unserer Ewig-jung-Gesellschaft ein Wort mit sehr langen Zähnen.

Zeugt ein Mann mit siebzig noch ein Kind, ist er der Held der Nation – denken wir an Niki Lauda. Ein Ohr, aber jetzt auch noch Zwillinge. Wird eine Frau mit fünfundvierzig noch schwanger, rümpfen alle die Nase und fragen, ob das denn wirklich notwendig ist.

Ich mag keine Ungerechtigkeiten. Deshalb oute ich mich gleich, dass ich einer bin, der jede Frau unterstützt, die sich in späten Jahren noch ein Kind wünscht und es selber austragen will.

Wenn der Prinz erst kommt, wenn eine Frau achtundvierzig ist, kann ihr geholfen werden. Die Medizin greift in die Gesellschaft ein und schiebt die Menopause hinaus. Warum nicht, das tut sie ja mit vielem anderen auch. Die Frau muss sich bewusst sein, dass Schwangerschaft, Geburt und Erziehung ab fünfzig schon etwas anstrengender sind als mit dreißig. Andererseits sind die Fünfzigjährigen heute oft genauso fit wie die Dreißigjährigen. Einen so großen Unterschied wie früher sieht man da nicht mehr.

Die zentrale Frage ist eigentlich eine ganz andere. Welchen Grund hatte die Natur, die Frauen in die Menopause und die Männer höchstens in eine Midlifecrisis zu schicken, die mit einem Porsche und einer Affäre zu kurieren ist? Es liegt daran, dass die Eizelle ein biochemisches Wunder ist.

Das Sperma des Mannes ist im Prinzip äußerst simpel. Die verpackte DNA und eine kleine Geißel dran, das war's.

Die Eizelle der Frau hat für die ersten drei, vier Tage des Embryos alles gespeichert. Sie kann alle Reaktionen durchführen, von sich aus. Wenn das Signal zur Zellteilung gegeben wird, würde sie das Sperma gar nicht brauchen.

Anders ausgedrückt: Die weibliche Eizelle hat viel mehr biochemische Reservoirs, die männliche Samenzelle hat nur ihre DNA.

Für die vielen biochemischen Leistungen, die die Eizelle erbringt, muss es warm sein. Deswegen braucht die weibliche Eizelle eine höhere Körpertemperatur. Während die Samenzellen beim Mann ruhig draußen in den Hoden aufbewahrt werden können, müssen die hochsensiblen Keimzellen der Frau innen liegen, geschützt in den Eierstöcken.

Überall dort, wo mehr Wärme ist, ist allerdings auch mehr Reaktionsbereitschaft und mehr Belastung durch freie Radikale, diese Unholde, die nichts anderes im Sinn haben, als uns alt aussehen zu lassen. Die Wärme um die Eierstöcke löst also einen Alterungsprozess aus, der dem Sperma draußen im Kühlschrank erspart bleibt.

Die Ungerechtigkeit ist messbar. Ein Grad Körpertemperatur zwischen Außen und Innen bewirken die Menopause. Ein Grad wärmeres Ambiente bedeutet für die Frau jahrelange Hitzewallungen, Schweißausbrüche, Gefühlsschwankungen und was die Hormonumstellung sonst noch auf Lager hat. Vor allem aber bedeutet der Wechsel das Ende der Fruchtbarkeit. Frau wechselt in eine neue Lebensphase. Ganz im Gegensatz zum Mann.

Präventiv hat die Medizin schon einiges entdeckt, was das Ungleichgewicht austarieren könnte. Das Gen, das abgesehen von den freien Radikalen für den Alterungsprozess der Eizellen mitverantwortlich ist, ist gefunden. Es heißt *BRCA1* – für ein Gen ein schöner Name. Das Gen spielt auch bei der Entstehung des erblichen Brustkrebses eine Rolle.

Wenn dieses *BRCA1*-Gen im Eierstock weniger arbeitet, als es sollte, ist das ein Hinweis darauf, dass der Verschleiß in der Eizelle durch die Wärme schneller abläuft. Deswegen wird alles darangesetzt, *BRCA1* solange wie möglich aktiv zu halten.

Das ist übrigens auch für die Brust gut. Denn dasselbe Gen ist mit der ernsten Aufgabe betraut, Brustkrebs zu verhindern. Fehlt es, ist das weibliche Gewebe irrtumsanfälliger, was den genetisch bedingten Brustkrebs fördert. Es ist möglich, das Gen anzuregen, wenn es da, aber schwach ist. Bei der Eizelle wird es im Laufe der Zeit quasi nur fauler und kann mit Nachdruck bei Laune gehalten werden. Ist es genetisch gar nicht vorhanden, ist auch nichts da, was sich anregen ließe.

Das *BRCA1*-Gen hat drei enge Verbündete, von denen man weiß, dass sie den Alterungsprozess der Eizelle verlangsamen, indem sie es aktivieren. Das eine ist das Vitamin D, ein Eierstockschutzorgan. Das andere sind Radikalfänger, zum Beispiel das sogenannte Pyrroloquinol, eine Ringverbindung, die auch in Kometen vorkommt.

Interessant, nicht wahr? Das nährt den Gedanken, dass alles Leben von einer Seite im Weltall kommt. Dazu kommen wir aber noch.

Das Vitamin D und eben dieses noch in Studien be-
findliche Pyrroloquinol bremsen den Alterungsprozess
der Eierstöcke, aufhalten können sie ihn nicht. Der dritte
im Bunde ist ein Stoff namens Inositol. Er greift in den
Kohlenhydratstoffwechsel des Eierstocks ein und versucht
dort, die Reaktionen auf kleiner Flamme zu halten.

Alle drei Substanzen sind schon im Einsatz, stellen
sich dem Altern des Eierstocks tapfer in den Weg. Dabei
wird nicht hormonell behandelt, sondern es konserviert.
Für Frauen, die mit vierzig versuchen, schwanger zu werden, sind diese drei biochemischen Musketiere eine Möglichkeit. Eine sichere Bank sind sie nicht.

Die zweite Möglichkeit ist in Methode und Wirkung ra-
dikaler. Die Frau muss sich außerdem recht früh dafür
entscheiden. Will sie sich der Prozedur unterziehen, ent-
nimmt ihr der Arzt schon mit zwanzig oder dreißig Jahren
eine Eizelle aus dem Follikel, legt sie auf Eis und lässt sie
dort, bis der Prinz da ist.

Von der Eizelle her geht kein Zeitdruck mehr aus, die
könnte man aufbewahren bis zum Jüngsten Gericht.

Social egg donation heißt diese Art der Kinderwunsch-
vorsorge, die schon jetzt immer mehr Frauen in Anspruch
nehmen. Nicht, weil sie unbedingt erst mit sechzig schwanger werden wollen, sondern weil sie sich den ganzen Stress
des natürlichen Ablaufs nicht antun wollen. In Österreich befinden wir uns damit zwar in einer halblegalen

Rechtssituation, aber in Tschechien oder Italien ist das ohne weiteres erlaubt. In dem Moment, da sich die Damen entschließen, sich ins Familienleben zu stürzen, holt man die Eizelle heraus, konserviert sie und aktiviert sie dann, wenn es so weit ist.

Der letzte, radikalste Schritt von allen kommt nur bei Krebspatienten zur Anwendung. Wenn Frauen wegen Leukämie mit Chemotherapie behandelt und bestrahlt werden, kann das bei Zwanzigjährigen den Eierstock zerstören. Das hieße das Aus für eine Schwangerschaft. Die Patientinnen besiegen den Krebs, können aber nie mehr Kinder bekommen.

In solchen Fällen wird vor der Chemotherapie ein Stück vom Eierstock herausgeschnitten und eingefroren. Nach der Chemotherapie, wenn das Ovar bestrahlt und kaputt ist, kommt der gesunde Teil an seine Stelle.

Die entscheidenden Experimente kamen dabei auch aus Wien, von unserer Klinik. Hier im AKH haben wir vor zwanzig Jahren die ersten Tierversuche dazu gemacht, das war eine Weltpremiere. Dr. Martin Imhof und ich haben die erste Transplantation von Schafeierstöcken vorgenommen. Das hat einen Eklat bei den Tierschützern ausgelöst, es gab Demonstrationen, selbst in der Nacht sind die Leute auf die Straße gegangen. Dabei wurden die Schafe mit aller Sorgfalt wie Menschen operiert, mit Anästhesie und Schmerzmitteln, wir haben sie nicht gequält. Wir haben ihnen die Eierstöcke herausgenommen, sie eingefroren und erneut eingesetzt. Prompt kam danach der normale hormonelle Status wieder zustande, es bildeten sich neue Eizellen, und dann waren die Schafe schwanger. Henry war der erste Nachwuchs.

Die Diskussion, was das für gesunde Frauen bedeuten könnte, schlug damals Wellen. Heute ist Wirklichkeit, was dabei die Befürchtung war. In China entnehmen Ärzte dreißigjährigen Frauen kerngesunde Eierstöcke, frieren sie mit dieser übrigens sehr diffizilen Technik ein und transplantieren sie zurück, wenn die Damen fünfzig sind. Nur um den Kinderwunsch geht es da längst nicht mehr, auf die Art lässt sich natürlich auch der Wechsel hinausschieben.

Tatsache ist: Ein gesellschaftliches Phänomen beeinflusst die Evolution. Zum ersten Mal in der Geschichte der Evolution ist die Frau in der Lage, jenseits der Wechseljahre Kinder zur Welt zu bringen. Die ethischen, weltanschaulichen, gesellschaftlichen, emanzipatorischen Probleme, die allesamt damit verbunden sind, sind immer noch im Gange. Trotzdem traue ich mich zu prophezeien, dass der neue Mensch, der sich am Horizont abzeichnet, die Möglichkeit in Anspruch nehmen wird, selbst festzulegen, wann die Reproduktion zu erfolgen hat.

Im natürlichen Fruchtbarkeitsfenster hatten wir das ja schon einmal. Die Pille erlaubte es als Erste, den Zeitpunkt der Fortpflanzung selbst zu wählen.

Es selbst in die Hand zu nehmen.

Es existiert.

Die Genderthematik wird darüber hinaus noch das Ihre dazutun. Da schimmert schon eine Angleichung der Rassen durch, der Hautfarben, die schließlich auf exogenen Faktoren beruhen, wie dem Schutz vor der starken UV-Strahlung, um nur eine zu nennen.

Unser Genom hält einen angeregten Dialog mit unserer Umwelt. Dinge geschehen nicht durch Zufall. Das Genom tastet die Umwelt ununterbrochen ab, und das wiederum bleibt der Evolution nicht verborgen. Sie reagiert. Wie sie es immer getan hat.

5

Hinter die Natur schauen
Der Mensch als Teil der schönen Ordnung

> Die Kraft der Planeten.
> Die Verschränkung mit dem Universum.
> Das Eins-Sein mit dem Kosmos.
> Es existiert.

Wenn der Mensch hinter die Natur schauen will, richtet er den Blick nach oben, hinaus ins All, hinein in den Kosmos. Eigentlich ist das einseitig.

Die Natur ist nicht nur da draußen. Sie spiegelt sich in jedem von uns. Durch die Epigenetik ist sie in unserem Körper kodiert. Durch die Place Cells ist sie im Gehirn abgebildet. Wenn wir also hinter die Natur schauen wollen, schauen wir gleichzeitig in uns hinein.

Wir sind ein Teil der Natur, in der wir leben. Und wir sind Teil des Kosmos, der uns umgibt.

Vieles ist mit vielem vernetzt, diese »Globalisierung« existiert auch in den biologischen Systemen. In ihnen ruht das Lebendige ebenso, wie es die Elemente des Periodensystems in einem dynamischen Zusammenhang tun.

Die Natur und der menschliche Körper kommunizieren miteinander. Da könnte es durchaus sein, dass wir bei unserem Blick hinter die Erde entdecken, was sonst noch alles einen somatischen Einfluss auf uns ausübt. Man weiß, dass die Atmosphäre ein enormes Gedächtnis hat und auf uns zurückwirkt. Die Schwerkräfte, die Sonnenenergie, das Planetensystem lassen uns nicht kalt. Das sind alles Hinweise darauf, dass wir ein Teil des Ganzen sind, vom Großen und Ganzen – dass der Körper mehr ist als nur die Summe seiner Organe und eine Zelle mehr als die Summe seiner Organellen. Sie sind eingebunden in eine höhere Ordnung.

Die Physik lehrt uns, dass die Grundlagen des Kosmos Felder sind, die den ganzen Raum über Milliarden von Lichtjahren gleichmäßig ausfüllen. Nur gelegentlich, wenn genug Energie auftaucht, tritt aus diesen Feldern Materie hervor. Der Mensch muss sich schon ein bisschen anstrengen, um sich diese Mechanismen erst einmal auch nur vorstellen zu können, geschweige denn zu durchschauen. Die modernen Naturwissenschaften untersuchen und formulieren die unergründlichen Hintergrundereignisse.

Sie zeigen uns, wie aus unsichtbaren Kraftbereichen stoffliche Gestalten entstehen. Sie sprechen von gesteigerter Energie, von Wellen und Korpuskeln. Sie verkünden, dass Materie geformte Energie sei. Sie sprechen von den Kraftfeldern des Makro- und Mikrokosmos, in denen sich

Energie unaufhaltsam im Wechselspiel der Gestalten manifestiert.

Wir können uns das Geschehen vorstellen wie einen Tanz, den Tanz der Energie.

Bildhaft gesprochen tritt die Energie aus dem Hintergrund, den Kraftfeldern hervor wie vor einen Vorhang, und dann vollführt sie sozusagen im Kostüm der Materie ihr Ballett. Es ist ein metastabiler, mehr oder weniger langer Tanz. Die Materie verkörpert immer andere Rollen, aber es ist immer dasselbe Stück, wir kennen es, es heißt auch Leben. Wenn die elektrische Energie abfällt, ist der Tanz zu Ende. Die Materie zieht sich quasi hinter ihren Vorhang zurück. Die Impressionen, die sie sich während ihres Tanzes erworben hat, nimmt sie mit. Sie sackt zusammen, entschwindet in den Hintergrund, legt ihr Kostüm ab und geht als Energie dorthin, von wo sie herkommt.

Pulvis es et ad pulverem reverteris. Denn Staub bist du, und zu Staub wirst du werden. Man könnte sagen: *energia es et ad energiam reverteris.*

Das alles fußt auf physikalischen Gesetzen. Diese elektrischen Spannungsfelder sind die Grundlagen unseres Kosmos, die Grundlagen aller Galaxien. Sie füllen den ganzen Raum, und gelegentlich, wenn sich genug Energie in einem Punkt fokussiert, wird aus diesem Feld Materie. Das ist physikalisch abgesichert und gut belegt. Die Energie taucht aus dem energetischen Hintergrund auf und materialisiert sich. Unterschreitet die Energie den kritischen Wert, kehrt die Materie ins Feld zurück.

Das physikalische Hintergrundsystem folgt einem wunderbaren Design, im Mikrokosmos wie im Makrokosmos. Das Wort Kosmos heißt »schöne Ordnung«, die Kosmetik rührt davon her. Wunderschön ist es, und unfassbar intelligent – zu intelligent, um mit unserer Intelligenz wahrgenommen werden zu können.

Nehmen wir nur die Zahl 10^{-44}.

Zehn hoch minus vierundvierzig Sekunden.

Das ist die sogenannte Planckzeit. Eigentlich sind es $5,39116 \cdot 10^{-44}$, um ganz genau zu sein.

In diesen 10^{-44} Sekunden nach dem Urknall mussten die physikalischen Größen fertig gewesen, die Weichen für die gesamte kosmische Evolution richtig eingestellt worden sein. Etwas zu schaffen, das in nur 10^{-44} Sekunden entstanden ist, und das nach 14 Milliarden Jahren noch funktionieren soll, ist für unser Gehirn unvorstellbar.

Die Evolution hat den Homo sapiens mit Gehirnen ausgestattet, die nur für tribale Standardsituationen optimal ausgerüstet sind, nicht aber für das Verstehen von Zusammenhängen, die dahinter, transzendental, existieren.

Eine andere unglaubliche Zahl beziffert den Moment, da der Mensch sich selbst als Teil der Wirklichkeit wahrnahm. Irgendwann war der entscheidende Evolutionssprung erreicht, und dieses Irgendwann ist mit der Zahl von hundert Milliarden gekoppelt, nämlich dem Erreichen von hundert Milliarden Neuronen. Der Physiker Walter Thirring ist auch in der Physik auf diese Zahl gestoßen. Wir sind der Zahl und ihrem Schöpfer schon im ersten Teil dieses Buches begegnet.

Die hundert Milliarden sind nicht aus der Luft gegriffen, sie kommen von noch weiter oben. Im Kosmos haben wir hundert Milliarden Galaxien, jede Galaxie hat hundert Milliarden Sterne. Mit dem Überschreiten der rund Hundert-Milliarden-Neuronen-Grenze hatte der Mensch das Selbstbewusstsein und das Wissen, dass er existiert.

Er ist Teil dieser schönen Ordnung und auch von ihr geprägt, deshalb denkt er in Kausalitätskategorien, weil die Kohlenwasserstoffphysik kausalitätsbezogen ist.

Wir gehören also zusammen, das riesige Universum und der winzige Mensch. Wir sind mit einem Kosmos verschränkt, der unseren Welthorizont übersteigt. Wir sind Teil eines für uns letztlich nicht durchschaubaren Ganzen.

Nur wie?

Seit Einsteins Relativitätstheorie wissen wir, dass es keine Erfahrungsmöglichkeiten der Gleichzeitigkeit gibt. Alles, was wir sehen können, ist schon Vergangenheit. Eigentlich ist nicht mehr von einer festen Materie zu sprechen, sie hat sich quasi ins Nichts aufgelöst.

Der radikalste neue Aspekt, und zwar sowohl der Relativitätstheorie wie auch der Quantenmechanik, besteht in der Verknüpfung von Objekt und Subjekt. Die beiden verschmelzen miteinander, ein unbeobachtetes Objekt existiert förmlich nicht. Subjekt, der Beobachter, und Objekt, das Betrachtete, sind auf fundamentale Weise miteinander verknüpft. Es hat keinen Sinn, von einer Welt da draußen zu reden, die unabhängig vom Beobachter existiert. Teilhaben am Wirklichen eben.

Zusammen mit der Endlichkeit der Lichtgeschwindigkeit, auf der die gesamte Relativitätstheorie beruht, ergibt sich eine Sichtbarkeitsgrenze für das All, ein Welthorizont, in der Raum und Zeit an Bedeutung verlieren. In der Mikrophysik ist es ganz ähnlich. Hier stößt man in immer kleinere Bereiche vor, bis schließlich in der Quantenunschärfe der Horizont erreicht ist, diesmal für den Mikrokosmos. Der Big Bang ist Inbegriff dieser Grenzen, dort verschmelzen Mikrokosmos und Makrokosmos.

Machen wir einen kurzen Schwenk in die Philosophie.

Die Metaphysik ist eine Lehre, die sich mit den nicht erfahrbaren und nicht erkennbaren Dingen des Seins beschäftigt. In anderen Worten das, was wir finden, wenn wir hinter die Physik schauen.

Immanuel Kant war der Meinung, eine Metaphysik nach traditionellem Muster sei unmöglich. Die Form der Erkenntnis wird durch bestimmte Elemente oder Kategorien des menschlichen Verstandes bestimmt. Kausalität, Raum und Zeit zum Beispiel sind a priori gegeben, damit Erkenntnis überhaupt möglich ist.

Wir können nie ein Ding an sich erfassen, sondern nur seine Erscheinung, das Phänomen. All unsere Erfahrung muss den Filter unseres Erkenntnisapparates passieren. Die Erkenntnis richtet sich nicht nach den Gegenständen, sondern die Gegenstände richten sich nach der Erkenntnis. Allerdings wird der Erkenntnisakt, über die Place und Time Cells, von der Umwelt geprägt, insofern fließen auch hier Subjekt und Objekt ineinander.

Die Physik hatte immer einen praktischeren Zugang. Sie beschränkt sich auf die Bildung von Regelwerken und Begriffen. Sie sollen die Phänomene erklären können. Vor allem aber müssen sie funktionieren. Auf metaphysische Wahrheit verzichtet die Physik.

Andererseits erlaubt genau das Freiheiten in der Gestaltung des Weltbildes. Wahrheit und Sinn sind aus Naturgesetzen zwar nicht abzuleiten, sie lassen sich aber durch das erschaffen, was Kant die praktische Vernunft genannt hat. Sein kategorischer Imperativ fordert den Menschen dazu auf: »Handle nur nach derjenigen Maxime, durch die du zugleich wollen kannst, dass sie ein allgemeines Gesetz werde.« Kurz gesagt, erkennen zu können, wie die Dinge sein sollten. Spielt Kant hier auf einen transzendentalen Impetus an? Das Erkennen wird vom zu Erkennenden mitbestimmt. Beide sind auch biologisch interaktiv. Deshalb schöpfen auch Weltbilder von einem Substrat, das eine Existenzberechtigung hat.

Von dieser Freiheit wollen wir Gebrauch machen, um herauszufinden, wie der Mensch eins ist mit dem Kosmos und dadurch über seine mesokosmische Existenz hinausragt. Dazu müssen wir uns ein bisschen durch den Raum ackern. Der Raum ist eine dynamische Größe. Er kann sich krümmen und glätten, zusammenziehen und blähen. Das bewirkt, dass die Galaxien, die ja stetig auf der Flucht sind, trotzdem in ihrer bekannten Umgebung bleiben. Was also flieht, ist nur der Raum.

Der Kosmos besteht aus siebzig Prozent Energie und dreißig Prozent Materie, von der nur ein Prozent sichtbar ist. Das Weltalter und die Lichtgeschwindigkeit sind unvorstellbar groß. Allerdings zeigen sie uns, dass die Welt endlich ist. Der kosmische Horizont beträgt derzeit fünfzehn Milliarden Lichtjahre.

Die Endlichkeit der Lichtgeschwindigkeit schützt uns vor dem unendlich Großen. Genauso schützt uns das Plancksche Wirkungsquantum, also das Verhältnis von Energie und Frequenz, durch die Heisenbergsche Unschärferelation vor dem unendlich Kleinen.

Das kann man mir jetzt entweder glauben oder sich an die Schule erinnern. Heisenberg hat festgestellt, dass in der Quantenmechanik nie zwei Eigenschaften, wie etwa Ort und Impuls eines Teilchens, gleichzeitig genau bestimmt werden können. Misst man den Impuls, beeinflusst das den Ort; je genauer eine Messung ist, desto unschärfer die andere.

Im frühen Universum war die Materie vollständig ionisiert. Die Elementarteilchen flogen herum, ohne in Atome gebunden gewesen zu sein. Das Plasma war allgegenwärtig. Als die Temperatur der Teilchensuppe unter 3.000 Kelvin sank, wurden Elektronen von den Protonen eingefangen, und es bildeten sich Wasserstoffatome. Davor war alle Strahlung gefangen. Das Universum war undurchsichtig.

Wenn ein Teilchen auseinanderfliegt, haben die beiden entsprechend des Drehimpulses einen unterschiedlichen Spin. Ergibt eine Messung des einen Teils einen positiven Spin, ist der andere Teil automatisch negativ. Das heißt, diese beiden Protonen bleiben auch über große Distanz kohärent. Anton Zeilinger hat das letztlich mit seinen quantenphysikalischen Verschränkungsexperimenten gezeigt. Er vertritt auch die Meinung, dass unser Zeit- und Raum-Horizont, aber auch die mesokosmischen Wirklichkeiten nicht alles sind.

Es gibt also eine Verschränkung, sogar über Millionen von Lichtjahren.

Die beiden Teilchen hängen weiterhin miteinander zusammen. Sie sind akausal verbunden, ohne ursächlichen Zusammenhang. Möglicherweise bilden alle Entitäten, alles Seiende der sichtbaren Welt, eine akausale Einheit. Nur in unserem Mesokosmos, in unserer realen Welt, haben wir es mit kausalen Zusammenhängen zu tun. Im Makro-

und Mikrokosmos scheint alles mit allem zusammenzuhängen.

Die Welt ist keine Ansammlung von isoliert kausal bewegten Dingen. Die kosmische Einheit setzt ein Ganzes voraus.

Für uns bedeutet dieses Ganze, dass sich der Mensch als Teil des Kosmos sehen darf, mit dem er verschränkt ist. Es ist kein Spintisieren, es ist keine Einbildung, es ist intellektuell redlich, sich dieser Frage zu widmen. Wir werden im nächsten Kapitel noch tiefer darin eintauchen.

Aber selbst die für uns verständlichen astrophysikalischen Zusammenhänge demonstrieren, dass wir eingewoben sind in den Kosmos. Eine neue Studie liefert Anhaltspunkte dafür, dass die Planeten die Sonnenaktivität beeinflussen. Dass die Sonne uns beeinflusst, ist Faktum. Ohne sie gäbe es uns überhaupt nicht. Weitergedacht müssen uns also auch die Planeten beeinflussen.

Schauen wir uns an, ob die Gedankenkette hält.

Sonnenflecken sind die dunklen Stellen auf der sichtbaren Oberfläche. Sie bilden sich dort, wo das im Inneren der Sonne erzeugte Magnetfeld an die Oberfläche tritt und für eine lokale Abkühlung sorgt. Die Kühle, sofern man das Wort in Zusammenhang mit der Sonne überhaupt verwenden kann, sorgt dafür, dass die Flecken weniger sichtbares Licht abstrahlen. Wie viele es davon gibt und wie groß sie sind, ist das einfachste Maß für die Sonnenaktivität.

Seit der Erfindung des Teleskops werden die Sonnenflecken systematisch gezählt. Daher weiß man, dass die magnetische Aktivität mit einer Periode von elf Jahren schwankt. Einer der Ersten, die die Schwankungen der Sonnenaktivität mit den Planeten in Zusammenhang brachten, war der Schweizer Astronom Rudolf Wolf.

Ende der 1850er-Jahre fielen der elfjährige Sonnenzyklus und die knapp zwölf Jahre, die der Jupiter für einen Umlauf um die Sonne braucht, zeitlich zusammen. Diese Koinzidenz brachte Wolf auf die Idee, dass der Jupiter die treibende Kraft hinter der schwankenden Sonnenaktivität sein könnte.

Heute weiß man, dass das aus energetischen Gründen nicht der Fall sein kann. Die Gezeitenkräfte, die der Jupiter auf die Sonne ausübt, sind nicht annähernd stark genug, um mit den anderen Kräften im Inneren der Sonne konkurrieren zu können. Trotzdem ist die Hypothese, dass die Planeten die Ursache der schwankenden Sonnenaktivität sind, in der einen oder anderen Form immer wieder aufgegriffen worden.

Jetzt hat ein internationales Forscherteam um den Geophysiker José Abreu in Zürich einen neuen Anlauf unternommen. Mit einem Modell, das eine mögliche Wechselwirkung zwischen den Planeten und der Sonne beschreibt, ist es ihnen gelungen, Schwankungen der Sonnenaktivität auf langen Zeitskalen zu reproduzieren.

Wenn wir Sonnenforschern nachträglich über die Schulter schauen, zeigt sich der lange Weg, den Wissenschaftler zurücklegen müssen, bis sie, wie in diesem Fall, vielleicht irgendwann belohnt werden.

Die heutigen Sonnenmodelle nehmen einhellig an, dass die Sonnenaktivität durch hydrodynamische Prozesse im Inneren der Sonne erzeugt wird. Das taten die Forscher in ihrem Versuch auch. Nur in einem wichen sie von der offiziellen Linie ab. Sie hielten es für möglich, dass dieser Dynamo geringfügig durch die Bewegung der Planeten gestört wird.

Abreu und sein Team sind weit davon entfernt, diese Wechselwirkung im Detail zu beschreiben. Sie nehmen aber an, dass die Region im Inneren der Sonne, in der das Magnetfeld erzeugt und gespeichert wird, die Form eines Ellipsoids hat. Diese Abweichung von der Kugelsymmetrie schüfe einen möglichen Angriffspunkt für die Planeten. Durch ihre Bewegung um die Sonne könnten sie ein zeitlich variierendes Drehmoment auf die als Tachocline bezeichnete Region ausüben. Um diese Hypothese zu testen, berechneten die Wissenschaftler rückwirkend das Drehmoment. Dann haben sie analysiert, welche Periodizitäten sich in der Zeitreihe verbargen. Dem stellten sie die solare Aktivität der vergangenen 9.400 Jahre gegenüber, die sie anhand von Radionukliden in Eisbohrkernen und Baumringen rekonstruieren konnten.

Das Ergebnis war verblüffend. In beiden Zeitreihen zeichneten sich deutlich Zyklen mit einer Periode von 88, 104, 150, 208 und 506 Jahren ab.

Um sicherzustellen, dass diese Koinzidenz kein Zufall ist, generierte das Abreu-Team mit dem Computer eine Million zufälliger Zeitreihen. Es ließen sich wieder einzelne dieser Perioden finden. Die Wahrscheinlichkeit, dass alle fünf gleichzeitig auftreten, lag allerdings bei eins zu zehn Millionen.

Der optimale statistische Test bestünde darin, andere Planetensysteme zu simulieren, was allerdings ungemein aufwendig wäre. Die Wissenschaftler halten jedenfalls ihre Annahme für sehr wahrscheinlich.

Wenn sie stimmt, stimmt auch die Gedankenkette. Die Sonnenflecken beeinflussen uns. Die Planeten beeinflussen die Sonnenflecken. Die Planeten beeinflussen uns. Ergo sind wir verschränkt mit dem Weltall. Wir finden es auch in uns, abgesehen von einer Verschränkung, die ins Transzendentale hineinreicht.

Es existiert.

6

Hinter das Licht schauen
Schutzengel sind denkbar

Lichtquanten und Lichtwesen.
Engel, die himmlischen Boten.
Photonen, die Engel der Physik.
Verwandt in ihren Eigenschaften.
Das Mögliche anzunehmen.
Es existiert.

Der Philosoph Sir Karl Popper hat gesagt: »Wenn es wichtig ist, muss man leider ins Detail gehen, sonst ist das nichts.«

Ja, sonst ist das nichts. Wenn wir hinter das Licht schauen wollen, müssen wir in andere Welten schauen. Wir müssen verstehen, wie die Dinge dort funktionieren, besser gesagt, wie wir uns vorstellen, dass sie funktionieren könnten. In Sachen Mikro-, Makro- und Mesokosmos ist es schon ein Ins-Detail-Gehen, wenn es gelingt, die drei in ihrer unfassbaren Beschaffenheit auseinanderzuhalten. Um sich den Engeln zu nähern, müssen wir ein bisschen zwischen diesen Welten herumspringen. Beginnen wir unser Kosmos-Hopping mit ein paar Definitionen.

Der Makrokosmos ist die Welt als Ganzes, das Weltall, der Kosmos als in sich geschlossene Einheit.

Der Mikrokosmos ist die Welt des winzig Kleinen. Er ist ein abgegrenzter Teil des Makrokosmos, weist Ähnlichkeiten und Analogien auf und steht damit in einem bestimmten Verhältnis zum Ganzen.

Der Mesokosmos ist der Bereich zwischen Mikro- und Makrokosmos. Er ist die Welt, in der wir leben, wir Menschen. Unsere kognitive Nische, wie es auch genannt wird, der Ausschnitt der Welt, den der Mensch ohne künstliche Hilfsmittel nur mit seinen Sinnesorganen erkennt und bewältigen kann. Es ist schlicht und einfach das, was wir mit unserem Verstand eben so begreifen.

Kurz: Wir leben mit unserem Gehirn in einem Mesokosmos, und die Gesetze des Mikro- und des Makrokosmos übersteigen unseren Geist und unsere Logik.

Begeben wir uns kurz einmal hinein in diese unterschiedlichen Welten.

Albert Einstein ist eine Art Anrainer im Makrokosmos, einer der wenigen Menschen, die dort nicht völlig verloren sind. Während Gleichaltrige auf ihren Schaukelpferden geritten sind, galoppierte Albert schon durchs All. Er fragte sich, wie es wäre, wenn es ihm gelänge, auf einem Laserstrahl mit Lichtgeschwindigkeit durch das All zu reiten.

Wie lange würde er brauchen von einem Ende des Universums zum anderen? Wie viel Zeit würde er brauchen? Würde es die Zeit überhaupt noch geben?

Die Antwort hat er sich später selbst gegeben, in der Relativitätstheorie. Wenn er sich mit Lichtgeschwindigkeit fortbewegen könnte, wäre er zeitlos.

Die Zeit stünde still. Es gäbe sie quasi nicht mehr. Für den kleinen Einstein, der vorne auf dem Laserstrahl mit Lichtgeschwindigkeit durchs All sauste, wäre die Zeit aufgehoben. Für alle, die ihn dabei beobachten könnten, geht sie weiter wie immer. Das ist so ungefähr die Relativitätstheorie, mathematisch richtig, aber in unserer Welt unvorstellbar.

Vermutlich ist das berühmte Beispiel mit der Rakete bekannt. Würde eine Rakete ordentlich auf die Tube drücken, dehnte sich die Zeit. Würde sie Lichtgeschwindigkeit erreichen, bliebe die Zeit stehen. Wieder verginge für die Menschen in der Rakete keine Zeit, bei den Beobachtern der Rakete tickte sie wie gewohnt.

Das Phänomen heißt Zeitdilatation, zu Deutsch Zeitdehnung. Es besagt, dass bei zwei relativ zueinander bewegten Uhren, die jeweils andere langsamer zu gehen scheint. Der Effekt ist umso stärker, je größer die Relativgeschwindigkeit der Uhren ist. Je schneller sich etwas bewegt, desto langsamer läuft die Zeit. Bei Lichtgeschwindigkeit bleibt sie stehen.

Das Experiment der Zeitdilatation ist ein Zentrum der allgemeinen Relativitätstheorie. Raum und Zeit hängen strikt vom Beobachter ab. Unabhängig von unserem Bewusstsein gibt es etwas, aber es erschließt sich uns nicht. Es ist zeit- und raumlos und trotzdem vorhanden.

Das Gleiche gibt es auch im Mikrokosmos.

Im Mikrokosmos wird deutlich, dass ein unbeachtetes Quantensystem eigentlich gar nicht existiert. Solange es niemand beobachtet, ist es nicht da. Es schwebt in einem unbestimmten Zustand. Erst durch den Messvorgang, erst durch den Eingriff eines Beobachters, wird es bestimmt.

In der Welt des Kleinen gelten nur noch die Gesetze der Wahrscheinlichkeit. Alles auf die Existenz kleinster Teile zurückzuführen ist unmöglich geworden. Die Elementarteilchen sind nicht beständig, sondern den sonderbarsten Wandlungen unterworfen. Von einer festen Materie kann keine Rede mehr sein.

Im Mikrokosmos, dem Reich der Quantenphysik, hängen die Dinge akausal zusammen, einfach so, ohne ersichtliche Ursache. Es ist eine sonderbare Welt der Verschränkung, mit der wir uns ja schon beschäftigt haben.

Im modernen Quantenuniversum bilden die Dinge eine große Einheit, alles scheint mit allem zusammenzuhängen. Erinnern wir uns an unsere zwei Teilchen, die im Weltall auseinanderfliegen. Positiver Spin, negativer Spin, Milliarden Lichtjahre entfernt und doch verbunden.

Ich kann das hier so hinschreiben, jemand kann das hier so lesen, und doch ist es für beide etwas, das unsere Logik im Mesokosmos völlig übersteigt. Das Große und das Kleine. Wie geht das zusammen? Gibt es das große Ganze, die universelle Antwort, die Klammer, die alles zusammenhält?

Wissenschaftler beißen sich seit Jahrzehnten die Zähne aus, weil sie versuchen, die beiden Leitsysteme unter einen Hut zu bringen. Einstein steht für das Große und die Quantenphysik für das Kleine. Das eine sind Teilchen. Das andere sind Wellen. Jeder für sich hat Recht, das bestätigen viele Versuche, aber miteinander geht nichts. Will man beide zusammenführen, liegen sie plötzlich beide falsch. In Summe geht die Rechnung nicht auf. Teilchen, Wellen, Strings, Relativitätstheorie versus Stringtheorie. Irgendwo hakt es in der Denke, irgendwo ist eine Anomalie, ein falscher Kreidestrich auf der grünen Tafel der Erkenntnis.

Langsam ist damit absehbar, worauf ich hinauswill. Es existieren Dinge, die wir nicht verstehen. Es gibt einen Mikrokosmos, und es gibt einen Makrokosmos. Beides sind Bereiche, die sich nicht unserer Wissenschaft entziehen. Unserem Verständnis schon, demnach sind sie eigentlich schon das Jenseits.

Aha, denkt vielleicht jetzt wer, das Jenseits. Wieso denn?

Es gibt gute Gründe, sich das zu überlegen, und wir haben Hilfe dabei. Physik und Astronomie werden zur Jenseitsforschung.

Das Diesseits ist Kausalität. Da gibt es die Masse, da gibt es die Zeit. Im Makrokosmos hat die Zeit aufgehört zu sein. Das übersteigt unseren Verstand, es ist jenseits unseres Denkvermögens.

Im Mikrokosmos sind ebenfalls Dinge vorhanden, die wir erstens nicht verstehen können, und die zweitens auf keinen Fall hier bei uns so sind, bei uns im Mesokosmos. Es ist ja nicht so, dass wir unsere mit dem Kosmos verschränkten Teilchen kennen würden. Wir haben sie in uns, aber es ist wie in einer großen Wohnbauanlage, da kennt auch nicht jeder jeden Mitbewohner. Guten Tag, schön, Sie wieder einmal zu sehen, geht's Ihnen gut? Alles in Ordnung in der kosmischen Welt? Fühlen Sie sich wohl bei uns? Fein.

Wir sind der mesokosmischen Meinung, die Welt sei eine Ansammlung getrennter, mechanistisch kausal bewegter Objekte. Zwischendurch bemühten Denker aller Art die Theorie, es gäbe vielleicht eine Parallelwelt. Nur würde das auf den Mesokosmos, in dem wir leben, nicht zutreffen. Näher liegt der Ansatz, dass es unter Umständen doch Realitäten gibt, die wir einfach nicht erfassen können. Zieht dann jemand den Schluss für sich, dass das für eine transzendentale Wirklichkeit spricht, hat das eine intellektuelle Redlichkeit. Es ist zulässig, ohne dass man dafür gleich als Spinner angesehen wird.

Es ist kein Beweis. Es ist eine Möglichkeit, die nach und nach wahrscheinlicher wird. Die Gewissheit, dass es für vieles keine Gewissheit gibt, verdichtet sich. Sowohl im Mikrokosmos wie im Makrokosmos gibt es vieles, was sich nicht zuordnen lässt. Und doch:

Es existiert.

Beflügeln wir unseren Geist.

Schauen wir ein Stück weiter hinter das Licht.

Stellen wir die Frage: Ist es intellektuell redlich, wenn sich der Mensch in der Interpretation der Wirklichkeit auch für die Existenz von Engeln entscheidet?

Natürlich könnten wir jetzt gleich sagen, Mikrokosmos hin, Makrokosmos her, im Mesokosmos haben wir keine Engel, und darüber nachzudenken wäre unter der Würde unserer hundert Milliarden Neurone. Wenn es da nicht die Photonen gäbe.

Ich greife in dem Zusammenhang auf den Schweizer Astronomen Bruno Binggeli zurück. Er hat mit den besten Teleskopen gearbeitet, die irgendwo unter einem Himmel stehen, war Mitarbeiter des weltweit größten Observatoriums in Chile und wechselte ans Observatorium in Florenz, weil er sein Italienisch verbessern wollte, um Dantes *Göttliche Komödie* im Original zu verstehen. Sympathischer Mann, nicht?

Jedenfalls hat er folgende These aufgestellt: Die Photonen sind in vielem identisch mit dem, was das Alte und das Neue Testament mit den Engeln verbindet.

Gehen wir dem Gedanken nach.

Photonen sind das, woraus elektromagnetische Strahlung besteht, und damit ein mögliches physikalisches Äquivalent zu den Engeln. Das beweist nicht, dass es Engel gibt, aber es beweist, dass es mit den Photonen etwas gibt, das man als Engel bezeichnen könnte.

Vergleichen wir die beiden.

Photonen sind Lichtquanten. Engel sind Lichtgestalten.

Wenn wir von Licht reden, meinen wir nicht das, was leuchtet, zum Beispiel die Sonne. Wir meinen das, was den Eindruck des Leuchtens transportiert und sinnlich fassbar macht. Das Auge ist das Instrument, mit dem die Photonen einen Eindruck hinterlassen. Ohne die Engel der Physik sähen wir kein Licht.

Photonen machen uns sehend. Engel erleuchten unseren Weg. Damit sind beide Vermittler der Transzendenz.

Die Photonen sind Boten der All-Einheit. Sie bringen uns Informationen aus der Frühzeit des Kosmos. Als Botenteilchen vermitteln sie der Materie die Wirkung der elektromagnetischen Kraft. Das Photon macht etwas sichtbar, wenn es springt. Es verbindet quasi das in der Physik als Hintergrund definierte Energiereservoir, das praktisch das ganze Weltall umgibt, mit unserer Sinneswahrnehmung.

Engel sind Boten himmlischer Herkunft. Sie kommen vom Himmel, aus dem Jenseits, von Gott.

Die Photonen kommen vom Ende des Universums, aus dem Superraum. In dem Magma, das den Kosmos ausfüllt, sind sie zu Hause, es ist die reine Energie, aus der ab und zu Materie hervorkommt. Dieser Mikrowellenhintergrund ist der Urgrund des Alls und war beim Urknall schon da. Er ist vergleichbar mit den höchsten religiösen Himmelsregionen, aus denen die Engel kommen.

Photonen sind reine Energie. Engel sind reiner Inhalt.

Beide haben keine Ruhemasse, sind nur Energie, immaterielle, stofflose Wesen.

Um jetzt genau zu sein und ganz nach Karl Popper ins Detail zu gehen, hat natürlich jegliche Form von Energie auch eine gravitative Masse. Da ist das Photon keine Ausnahme. Aber Masse ist nicht gleich Ruhemasse. Wenn wir ein Photon auf die Geschwindigkeit null abbremsen könnten, hätte es keine Masse und Energie mehr. Die gesamte Energie und äquivalente Masse eines Photons kommt ausschließlich davon, dass es sich rastlos und mit Lichtgeschwindigkeit bewegt.

Durch die fehlende Ruhemasse unterscheiden sich die Photonen fundamental von allen anderen Elementarteilchen wie Protonen oder Elektronen, die den Stoff ausmachen, den wir angreifen können. Photonen können wir nicht angreifen, und trotzdem sind sie eine physikalische Größe.

So weit haben es die Engel noch nicht gebracht. Auch sie können wir nicht angreifen, aber den Tatbestand einer physikalischen Größe erfüllen sie nicht. Ihre Größe ist eine göttliche. Ihre Stofflosigkeit erhebt sie zu etwas Gottähnlichem und bringt es mit sich, dass die Engel wie Gott selbst jenseits von Raum und Zeit stehen. Womit wir bei der nächsten Parallele sind.

Engel sind ewig. Photonen sind zeitlos.

Photonen haben keine Eigenzeit. Weil ihnen die Ruhemasse fehlt und sie sich mit Lichtgeschwindigkeit bewegen, steht für sie die Zeit still. Sie befinden sich im Vakuum, sie gehören dem Superraum an. Damit sind wir wieder bei Einstein und der Relativitätstheorie. Zeit ist genauso wie die Masse und Ausdehnung eines Körpers nichts Absolutes. Sie hängen von der relativen Bewegung vom Beobachter ab.

Für uns als äußere Beobachter bewegt sich ein Photon in Raum und Zeit. Für das Photon gibt es diese Zeit nicht. Auch wenn es von einem Rand des Universums zum anderen eilen würde, im eigenen Bezugssystem befände es sich überall. Es erscheint ihm alles als ewiges Jetzt.

Engel sind ebenfalls Teil der Ewigkeit. Sie sind gleichzeitig überall. Sie unterstehen nur einer gewissen Hierarchie. An oberster Stelle stehen die Seraphim, die an das

Eine assoziiert sind und das Geschaute an die Cherubim weitergeben. Von dort geht es an die Throne bis hinunter zu den Erzengeln und Engeln. Sie sind es dann, die die Verbindung zu den Menschen herstellen.

Das hat in den Religionen zu dem Glauben geführt, dass es sie gibt, die Engel. Sie existieren für jeden Menschen, wir haben sie in uns.

Genauso haben wir die Photonen in uns, ebenfalls nicht angreifbar, nicht festzuhalten und, weil sie nicht dem Verfall ausgesetzt sind, auf ewig.

Tut sich natürlich jetzt noch die Frage auf, wie viele Photonen es gibt und wie viele Engel. Kommen da immer neue nach? Werden sie immer mehr, oder bestimmt die Ewigkeit ihrer Existenz, dass immer schon alle da waren?

Im Fall der Photonen ist das eindeutig zu beziffern, soweit eine Zahl wie 10^9 für den menschlichen Verstand irgendeine Eindeutigkeit haben kann. Fakt ist, dass jedes Masseteilchen, das sind die kleinsten Teilchen eines Atoms, zehn hoch neun Photonen hat. Man kann also ruhig sagen, es sind viele.

Recht viel mehr lässt sich über die Zahl der Engel auch nicht sagen. Um sie zu zählen, gibt es keine Formel. Es gibt nur eine Gegenfrage: Wie viele Engel haben auf einer Nadelspitze Platz? Es ist ein apartes Äquivalent, eher formal, aber nicht uninteressant.

Die Naturwissenschaft kann uns jedenfalls keine Beweise liefern von einer Welt, die nicht die unsere ist.

Die Forschung gibt uns keine Informationen über den Sinn unseres Daseins. Die Quantenphysik kann uns die Existenz von Engeln nicht belegen. Aber sie für möglich zu halten, ist methodisch richtig.

Die Freiheit, sich für die Existenz der Engel oder dagegen zu entscheiden, ist da, für jeden Menschen gegeben. Er darf sie sich nehmen. Auch diese Existenz so oder so zu interpretieren ist legitim.

Die große Frage, warum ein Mensch Engel für möglich und der andere diese Annahme für dümmlich hält, hat andere Gründe. Wir kommen gleich dazu.

7

Hinter den Glauben schauen
Der Glaube an Gott liegt im Epigenom

Die Naturwissenschaft.

Der Weltenbaumeister.

Gott und Gen.

Es existiert.

Sterben im Sinn der MA 48. Die große Mülltrennung, wir haben sie schon gestreift. Der Tod splittet uns auf in das, was wir sehen, und das, was wir nicht sehen. Ein Philosoph hat mir das einmal so erklärt. Für ihn wird getrennt zwischen dem, was kaputtgeht, und dem, was energetisch bleibt.

Ja, vielleicht.

Ein Physiker hat mir einmal das Sterben des Großen und Ganzen skizziert. Im Urknall war alles enthalten, sagte er, und diese Explosion muss wieder in eine Implosion zurückkehren. Es gibt einen retrovertierten Urknall, alles fällt wieder zusammen in diese hypothetische Größe, aus der der Urknall entstanden ist.

Ja, vermutlich.

Was kommt danach? Was liegt hinter dem Sterben?

Jeder hat seine Geschichte. Jeder hat seine Biografie. Keiner kann aus seiner Haut heraus, wie man in Wien sagt. Das gilt auch für mich. Ich bin im kirchlichen Kreis aufgezogen worden, und obwohl es ein differenziertes Verhältnis ist, habe ich zur katholischen Kirche und zum Christentum eine gewisse Beziehung. Letzten Endes auch eine innere.

Als Gynäkologe weiß ich, dass die Evolution einen einzigen Sinn hat, nämlich die Erhaltung der Art, die Reproduktion, das Fortleben. Unser Gehirn ist darauf programmiert. Unsere Intelligenz ist darauf ausgerichtet. Die großartigen Gedankengebilde, die der Mensch mit seinem Denkapparat sonst noch bauen konnte, passierten sozusagen nebenbei.

Es ist eine Kombination, diese Geisteswissenschaft auf der einen und die Naturwissenschaft auf der anderen Seite. Ich lebe in zwei Welten, die sich in mir irgendwie vereinen. Ich achte die Gesetze, da wie dort. Ich bin Wissenschaftler genug, um erst Beweisen zu glauben, aber ich bin auch überzeugt, dass es Dinge gibt, die jenseits unseres Bewusstseins liegen. Das glaube ich als Mediziner, als Wissenschaftler, als Mensch, als Theologe.

So sitzen wir jeder in seinem Gebäude drinnen, aus dem es sich nur begrenzt hinausdenken lässt. Das Bewusstsein ist limitiert durch den Kohlenwasserstoffmantel, der uns

umgibt. Ich halte es aber mit vielen berühmten Neuro-
physiologen, die sagen, die Wirklichkeit, wie sie sich unserem Gehirn erschließt, ist nicht alles. Sie ist ein kleines
Segment, es gibt noch eine Menge anderer Dinge.

Ja, wahrscheinlich.

Trotzdem sind das alles Vermutungen, Möglichkeiten,
Glaube. Einen Gott, eine höhere Macht, einen Weltenbaumeister segnen sie nicht ab.

Als Hypothese könnte man auch sagen:

Die, die letzten Endes an den Gedanken glauben, dass
es nach dem Tod weitergeht, für die geht es auch weiter.
Und für die, die diesen Gedanken nicht haben, geht es halt
nicht weiter.

Nur so als Gedanke, in die Welt gesetzt.

Am zweiten Mai 1950 strahlte die BBC ein Interview aus.
Interviewpartner des Redakteurs war Fred Hoyle, Physiker, ein ganz großer seiner Zunft. Er sprach zum ersten
Mal vom Big Bang. Er prägte den Begriff, genauer gesagt
spuckte er ihn aus.

Hintergrund dieser abfälligen Begriffsschöpfung war
eigentlich ein Gelehrtenstreit.

Kurz vorher war es dem Astronomen Edwin Hubble gelungen, den Abstand zwischen Erde und Andromedanebel
zu berechnen. Dabei war er auf das Phänomen der Rot-
verschiebung gestoßen. Sie entsteht, weil die Gestirne wie

Granatsplitter auseinanderrasen, und sich dadurch die Farbe verschiebt. Dazu muss es vorher allerdings gezündet haben. Das Universum, so Edwin Hubble, musste einen Anfang gehabt haben.

Big Bang, höhnte Hoyle.

Obwohl das nur eine physikalische, keineswegs eine philosophische oder gar theologische Aussage war, rief es einen Sturm der Entrüstung hervor. Manche fürchteten angesichts dieser kosmophysikalischen Theorie, dass vielleicht doch ein Weltenbaumeister über die Hintertüre die Bühne betritt.

Hoyle, ein Anhänger des Konkurrenzmodells, der Steady-State-Theorie, hat sich in der Sendung nach Kräften darüber ausgelassen, dass es tatsächlich Wissenschaftler gäbe, die diesen Unsinn eines großen Kraches, eines Big Bangs, glaubten. Für Hoyle durfte es keinen Anfang geben.

Es war die Zeit, da es groß in Mode war, gegen einen Weltenbaumeister zu sein. Nicht nur Hoyle wollte gar nicht die Möglichkeit aufkommen lassen, dass jemand sich hinstellt und verkündet: Ich bin's, Freunde, ich habe es knallen lassen, ich bin der Weltenschöpfer.

Deshalb war die gängige Meinung lange Zeit, dass das Weltall ewig sein musste. Vor allem ein Anfang, den jemand für sich reklamieren könnte, kam da ungelegen.

Es war nicht der einzige Aufstand in der Wissenschaft gegen einen Anfang des Universums.

Genau das Gleiche hat sich in der Evolutionstheorie ereignet, die heute selbstverständlich akzeptiert wird. Charles Darwin, der die Entwicklung der Arten als Grundlage der Evolution erkannte, war Lamarckist. Er glaubte Jean-Baptiste de Lamarcks Theorie, dass Organismen Eigenschaften an ihre Nachkommen vererben können, die sie während ihres Lebens erworben haben.

Darwin ging von einer gerichteten Evolution aus, geführt von den Gegebenheiten der Umwelt. Auf den Galapagosinseln hatte er gesehen, wie sich die Tiere durch den Einfluss der Umwelt weiterentwickelten. Auf einer isolierten Insel, wo es nur das zu fressen gab, was das Land und das Wasser rundum hergaben, entwickelten sie Werkzeuge, die für dieses Fressen adaptiert waren.

Die Neodarwinisten haben seine Theorie falsch ausgelegt. Der Evolution wird ein Zufallsprinzip unterstellt, der Stärkste sollte überleben, damit würde alles vorangetrieben. Auch hier durfte sich nichts auf einen Anfang zurückverfolgen lassen. *Mutation per random*, wobei der Begriff des Zufalls eine Beobachtungsgröße unserer Umwelt ist, und in anthropomorpher Weise zum Naturgesetz erhoben wird.

Das All war ewig, die Evolution zufällig. Nur keine innere Ordnung. Überall, wo Ordnung herrscht, besteht die Gefahr, dass jemand aufgeräumt hat. Jemand musste sie geschaffen haben.

Heute weiß man, dass das Abtasten der Umwelt und die Reflexion im Genom ein Mechanismus ist, der die *directed evolution* bestätigt. Unser Genom hat die Fähigkeit, das Ambiente abzutasten und darauf zu reagieren. Doppelt, wenn man so will. Mutationen brauchen lange, bis sie sich durchsetzen. Die Epigenetik ist die schnelle Anpassung. Über Millionen von Jahren hinweg entwickelt sich via Genetik und Epigenetik, was der Umwelt entspricht, das Überleben garantiert und optimiert.

Die derzeitige These ist: Die Evolution der Arten ist geführt, sie orientiert sich an der Umwelt. Die schnelle Adaption über das Epigenom hat auch einen Einfluss auf das Genom und auf die DNA-Sequenz.

Unser Genom ist ein faszinierender Magnet, der, unüberschaubar für den Augenblick, seine elektrische Ladung ändert. Er oszilliert permanent und liegt damit in jenem Bereich, in dem die Quantenphysik rechnet. In diesen Oszillationen ist der Weg von der befruchteten Eizelle zum fertigen Menschen, die Proteinsynthese, genauso vorgezeichnet wie das Schicksal jeder einzelnen Organelle und die Höherentwicklung der Arten.

Genau an dieser Stelle kommt die Gottesfrage ganz konkret ins Spiel.

Warum glauben Menschen überhaupt an Gott?

Die Antwort kommt vermutlich unverhofft.

Glaube oder Unglaube hängen weder von Intelligenz noch von Argumenten ab. Das können sie auch nicht, weil wir in einem Mesokosmos leben. Man wird nicht gläubig oder ungläubig, weil man jahrelang über etwas nachdenkt und dann wissenschaftlich zu dem einen oder anderen Ergebnis kommt.

Meine Hypothese ist:

Glaube oder Unglaube sind im Epigenom festgelegt. Ob jemand an Gott glaubt oder nicht, ist epigenetisch determiniert, es sind Prägeerlebnisse.

Ein Mensch entscheidet nicht selbst, ob er an Gott glaubt oder nicht. Andere Menschen entscheiden für ihn, sie prägen ihn.

Ein bisschen provokant.

Kleine Erinnerung, wie das funktioniert.

Gene und ihre Bestandteile sind Perlenketten, unterschiedlich verknäult und gefaltet. Ihre Verpackung, die Epigenetik, ändert sich und mit ihr auch die Genfunktion. Am anfälligsten für diese prägenden Veränderungen ist der Mensch in den drei biologischen Fenstern, in der Schwangerschaft, in den ersten zwei Lebensjahren und in der Pubertät.

In diesen speziellen Zeiten wird das spätere Leben präjudiziert, und es gibt die Freiheit, einen Menschen zu formen. Es lassen sich unsere hormonellen und sensitiven Reaktionen ebenso prägen wie unsere Neurotransmittoren und damit das, was wir Charakter und geistige Einstellung nennen.

In der frühen Kindheit, vor allem aber in der Pubertät, fällt die epigenetische Entscheidung darüber, ob man einen Weltenbaumeister akzeptiert oder nicht. Danach ändert sich daran kaum etwas. Deshalb ist es meistens auch sinnlos, epigenetisch geformte, entschlossene Menschen missionieren zu wollen. Egal, in welche Richtung. Über den Intellekt wird es weder gelingen, einem Gläubigen Gott auszureden, noch einen Ungläubigen zu bekehren. Der eine wie der andere mag immer wieder an seiner Überzeugung zweifeln, ändern wird er sie nicht. Seine Einstellung steht fest, und er bleibt ihr im Prinzip treu.

Die Prägeerlebnisse sind so unterschiedlich wie die Menschen. Teilweise kennt jeder die Faktoren, die ihn geprägt haben. Es sind Momente oder Situationen, die sich ein Mensch merkt. Teilweise lauern sie aber auch noch im Hintergrund und schlummern, sonst hätten die Psychiater nichts mehr zu tun.

Um nur ein Beispiel zu nennen.

Ein Mädchen hatte in Südamerika einen Religionslehrer, der sagte: »Am besten bleiben die Frauen zu Hause, sorgen für die Familie und kochen.« In diesem Moment, sagt heute die Frau, die aus dem Mädchen geworden ist, war für sie klar, dass sie Gott ablehnt.

Es gibt sicher ganz kleine, aber sehr kritische Entwicklungsfensterchen in diesem großen epigenetischen Fenster der Pubertät, wo die Frage extrem virulent ist. Wo praktisch das gesamte Genom wartet, wie die Prägung ausfallen wird. Könnten wir durch dieses Fenster in ihn hinein, sozusagen *hinter* den Menschen schauen, sähen wir dort entweder Gott oder nichts.

Naturwissenschaft und Gott hatten es oft schwer miteinander, denn Gott kann man weder wiegen noch messen. Zumindest hat noch niemand einen Beweis für eine göttliche Instanz über allem gefunden. Die Aufgabe ist, ein Phänomen zu interpretieren, das man so und so auslegen kann.

»Was verbindet den Gläubigen und den Ungläubigen?«, hat Kardinal Ratzinger einmal gefragt. Seine Antwort war: der Zweifel.

Wir hatten das bei den Engeln und den Photonen. Sie sind raumlos und zeitlos, materielos und ewig. Sie vernetzen das Transzendente mit dem Sichtbaren. Dasselbe gilt für Gott.

Wir haben keine Beweise, wir haben nur Hinweise, dass sich hinter der Physik etwas tut. Ist es, wie wir uns schon bei den Engeln gefragt haben, intellektuell redlich, an einen Weltenbaumeister zu glauben, oder tun das nur Menschen mit einem niedrigen Intelligenzquotienten, wie das die Zeitschrift *Nature* einmal formulierte?

Konrad Paul Liessmann, Professor für Philosophie und Ethik an der Universität Wien, ist der Meinung, die große Zeit Ludwig Feuerbachs würde noch kommen. Nach

Feuerbachs Projektionstheorie ist Gott die Summe aller Wünsche nach Unsterblichkeit, Vollkommenheit, Glückseligkeit, Gleichberechtigung eines Menschen, der das aber nicht als eigene Wünsche erkenne, sondern diese auf eine Gottheit projiziere.

Liessmann meint, durch diesen feurigen Bach müssten alle gehen, die an einer Metaphysik festhalten, denn Metaphysik, das Festhalten an einem Weltenbaumeister, ist reine Projektion unseres Geistes.

Da lässt sich dagegenhalten, dass weder unser Körper noch unser Geist projizieren. Sie reflektieren.

Unsere Gedanken sind nicht nur Fantasien, wir nehmen durch sie an der Wirklichkeit teil. Die Gedanken sind Teil der Wirklichkeit, des Mesokosmos und wahrscheinlich auch der jenseitigen Kosmen.

Nicht wir schaffen uns die Wirklichkeit oder die Vorstellung eines Weltenbaumeisters, sondern die Wirklichkeit, die uns umgibt, schafft uns. Sie formt unser Genom, unser Bewusstsein und unsere Vorstellungen.

Unsere Place Cells und Time Cells, die jeden Ort, jeden Moment in unserem Gehirn in einem eigenen Neuron abbilden, beeinflussen uns von außen.

Wir denken in Kausalitätskategorien, weil die Kohlenwasserstoffphysik kausalitätsbezogen ist. Alle unsere biologischen Reaktionen spiegeln die Schwerkraft wider, weil sie bei der Entstehung des Lebens a priori vorhanden war.

Das alles kann man auf den Weltenbaumeister umlegen. Gäbe es ihn nicht, wir hätten keine Ahnung von ihm.

Johann Wolfgang von Goethe hat es schöner gesagt: »Wär nicht das Auge sonnenhaft, es würde nie die Sonne erblicken. Wär nicht in uns des Gottes eigne Kraft, wie könnt uns Göttliches entzücken?«

Epilog

Die Spurensuche ist beendet. Die Spurensuche nach dem neuen Menschen. Wir haben Fakten aufgelistet. Wir haben Indizien zusammengetragen. Wir haben Schlüsse gezogen. So, wie es aussieht, steht der Mensch nicht mehr vor einem nächsten Sprung in der Evolution. Er ist schon mitten im Flug. Ein neues menschliches Modell kündigt sich nicht nur an, es zeichnet sich ab.

Es existiert.

Fassen wir schnell die Möglichkeiten der Zukunft zusammen.

Der neue Mensch ist größer, hat mehr Platz für ein größeres Gehirn, in dem mehr Neurone und daher mehr Verknüpfungen für mehr Möglichkeiten sorgen.

Der neue Mensch hat mehr Place Cells. Er bildet die Umwelt in sich ab, für jeden neuen Ort entsteht ein Neuron. Damit ist er imstande, seine Neurone zu vermehren.

Der neue Mensch bleibt länger jung. Präventive Medizin und Technologie erlauben es ihm, in vollem Saft hundert Jahre zu werden, dann in Ruhe zu altern und mit hundertzwanzig in Frieden zu sterben.

Der neue Mensch ist fähig, sich selbst zu heilen. Der Hirnnerv Nervus vagus ist das Missing Link zwischen Körper und Seele. Er ist der Arzt, der in uns wohnt und ungeheure Kräfte in Gang setzen kann.

Der neue Mensch spricht auch ohne Worte. Er kommuniziert mit dem Herzen und den Händen. Das Herz ist ein Magnet wie der Erdkern. Es strahlt, über mehrere Meter hinweg. Schweißdrüsen geben den Händen heilende Kraft.

Der neue Mensch kann seine DNA ändern und das neu Erworbene sogar weitervererben. Er kann dafür sorgen, dass seine Kinder nicht mit seinen Sünden leben müssen, sondern mit seinen Fähigkeiten leben können.

Der neue Mensch entscheidet selbst über seine Fruchtbarkeit. Frauen bekommen nicht nur später Kinder, sie können die Menopause hinausschieben. Damit liegen größere Intervalle zwischen den Generationen, was die Überbevölkerung vermindert.

Der neue Mensch ist mit dem Kosmos verschränkt. Was im Mikro- und Makrokosmos abläuft, ist für uns im Mesokosmos kaum zu begreifen. Und doch beeinflussen uns die Planeten, das Universum ist in uns.

Der neue Mensch hat seine Schutzengel. Es ist intellektuell redlich, an die Existenz von Engeln zu glauben. Sie sind Lichtwesen wie die Photonen.

Der neue Mensch ist im Glauben geprägt. Ob er an einen Gott glaubt oder nicht, entscheidet die Epigenetik. Er kann spätere Generationen und damit die Gesellschaft in den Prägefenstern im Glauben und im Weltbild beeinflussen.

Soweit die Zukunftsaussichten. So könnte sich die Evolution gestalten. Nicht von heute auf morgen. Aber hundert Jahre müssten reichen für die Vollendung des neuen Menschen, wie er sich heute abzeichnet.

Er existiert.

Wie so manche andere Phänomene, die bislang keinen wissenschaftlichen Boden unter sich hatten und auch sonst auf wackeligen Füßen standen. Esoterik war der Sammeltopf für alles, was ohne Beweis war, nur angenommen werden durfte, nur geglaubt werden konnte. Nach und nach finden sich nun Beweise für viele Mythen und Phänomene in der Wissenschaft, in der Neurologie, der Biochemie und vor allem in der Epigenetik.

Die Fülle dieser Erkenntnisse hat unsere Welt auf den Kopf gestellt und unseren Geist geöffnet. Dass es da mehr gibt, als wir sehen, durchdenken und begreifen können, ist eine intellektuell redliche Frage, die zu stellen erlaubt ist. Eine Antwort erscheint immer mehr am Horizont: Alles deutet darauf hin, dass es weit mehr gibt, als sich uns erschließt.

In welche Richtung sich der neue Mensch entwickelt, ist selbst bei dem, was wir jetzt schon über ihn wissen, nicht abzuschätzen. Nähern wir uns dem Homo sapiens sapiens, also dem guten, das ans Tageslicht will, oder driften wir auf den Homo sapiens bestialis zu, dem bösen, das sich nicht bezwingen lässt?

Das vom Club of Rome legendär angekündigte Ende des Wachstums ist derzeit jedenfalls nicht in Sicht. Dieses

Kunststück kriegt der in freudiger Völlerei lebende Homo ludens der westlichen Hemisphäre in absehbarer Zeit nicht hin. Konsum, Besitz, Gier, Genuss, die *täglichen Ausschweifungen in den Großkaufhäusern,* wie es der französische Essayist Pascal Bruckner beschreibt, sind keine Fußstapfen in eine bessere Welt.

Eine typische Zeitansage des Menschen des 20. Jahrhunderts hat sich ausgerechnet auf einem der höchsten Punkte der Erde ereignet, wie der *Spiegel* berichtete:

Am 11. Mai 1996 verlassen zwei japanische Bergsteiger ihr letztes Lager auf 8.200 Metern, um das 8.848 Meter hohe Gipfelziel des Mount Everest über die Nordwand zu erreichen. Auf 8.500 Metern bemerken sie im Schnee, wenige Zentimeter neben ihrer Aufstiegsroute, einen indischen Bergsteiger, verletzt, entkräftet und halb erfroren. Er kann gerade noch sprechen. Die Japaner bleiben nicht stehen, sondern setzen ihren Aufstieg fort. Bei Höhenmeter 8.630 entdeckt die Gruppe zwei weitere Inder. Der eine, am Boden ausgestreckt, liegt im Sterben, der andere kauert im Schnee, er lebt. Die japanische Expedition setzt den Aufstieg fort. Keines ihrer Mitglieder hat den Überlebenden Nahrung oder eine Sauerstoffflasche gegeben. Kein Wort wurde gewechselt. Nur Blicke. Nach der Rückkehr verkündete der Sprecher der Expedition, der 21-jährige Shigekawa: Jenseits der 8.000 Meter kann man sich keine Moral mehr leisten.

Der Tunnelblick des Egoismus ist tödlich.

Wenn unser Gehirn Prinzipien wie Konsumieren-auf-Teufel-komm-Raus, Erfolg-um-jeden-Preis, Exzentrik-vor-Empathie ermöglicht, dann interessieren uns andere Wahrheiten nicht mehr. Dann reißen wir die Brücken zum Transzendentalen ab. Dann kriegen wir die Kurve nicht mehr.

Vielleicht müssen wir das aber auch gar nicht.

Möglicherweise hat Mutter Natur dafür schon etwas Großes vorbereitet. Warum nicht? Sie hat die Biologie unseres Planeten fast eine Milliarde von Jahren durch viele Katastrophen hindurchnavigiert, wieso sollte sie für die Probleme unserer Zeit keine Lösung auf Lager haben?

Vielleicht hat sie den durch den Insulin-Glukosereflex möglich gewordenen, ganglienreicheren Menschen schon als Retter im Sinn. Es könnte doch sein, dass er die Gebrauchsanleitung für das Raumschiff Erde, das er und seine Vorfahren nun eine Million Jahre unbekümmert benutzen, erstmals zu studieren beginnt.

Möglicherweise entsteht dabei so etwas wie ein biologischer Weltgeist, der den Homo ludens mit neuronalen Verknüpfungen ausstattet, die ihn einiges mehr verstehen lassen. Vor allem, dass die Vorstellung einer grenzenlos duldsamen Natur falsch ist. Es etabliert sich quasi ein Sparethik-Epigenom für endliche Geschöpfe in einer endlichen Welt.

Das wäre denkbar. Das naturgemäße Hinnehmen der menschlichen Ignoranz geht zu Ende. Die evolutionären Reserven an Geduld, die die Erde ihren Bewohnern scheinbar für immer zur Verfügung stellt, scheinen aufgebraucht. Wir nähern uns dem Ende der kosmischen Unbesorgtheit, indem der Mensch als das dramatische Tier die Natur zu vergewaltigen beginnt. So drückte es Sloterdijk aus.

Anders gesagt: Die Natur steckt nicht alles auf ewig weg.

Die Vermehrung der Ganglien, so könnte sich die Natur das zurechtgelegt haben, würde zu einer nie gekannten Freiheit führen. Der Mensch könnte, erstmals seit der Französischen Revolution, den Begriff der Freiheit in seiner besten Form verstehen lernen und ihn nicht mehr als permanenten Zugangscode zu Verschwendung, riskanter Beschleunigung und persönlichem Laisser-faire begreifen. Eine Interpretation übrigens, die schon Friedrich Nietzsche zu der Diagnose führte, der alte – neue – Mensch sei Dynamit.

Kurz: Der neuronale Sprung könnte zu einem Umdenken führen.

Der neue Evolutionsschub bringt uns dem Kantschen Weltbürgertum näher, das nach den Entdeckungsreisen langsam in Europa begann. Die Menschen gehörten dann tatsächlich zur Gattung der Vernünftigen. Sie sind Brüder, und sie kennen das Wort Krieg nicht mehr. Die Vernunft ist das verbindende Band zwischen ihnen. Diese philosophisch angehauchte Einsicht in neurologische

Gegebenheiten könnte zu einem toleranten und empathischen Menschentyp führen. Wir wären Athleten der vernünftigen Koexistenz.

Damit ginge Kants Vision in Erfüllung, die egozentrischen Leidenschaften und das Leben auf Kosten der anderen auf ein bürgerliches Maßverhältnis zurückzuschneiden. Auf einmal gelingt es den neuen Menschen besser, sich bescheiden in einer Endlichkeit ohne Menschenopfer einzurichten.

Vernunft. Intelligenz. Schöne Worte. Nur, woher könnte sie kommen, die Vernunft, die wir brauchen, die Intelligenz, die wir nötig haben?

Die Philosophie hat bereits formuliert, was die Naturwissenschaft jetzt bestätigt. Das Leben wird uns nur durch den Filter von Prägeerlebnissen zugänglich. Unsere Schritte zur Wirklichkeit verschmelzen mit dieser Prägung zu einem psychologischen Amalgam.

Die Zunahme der Ganglien könnte mit einer Abnahme der Keimdrüsenaktivität einhergehen. Man könnte auch sagen: Je gescheiter der Mensch wird, desto weniger vermehrt er sich. Ein Effekt zeigt sich in den arabischen Ländern im 20. Jahrhundert. Überhöhte Geburtenraten gehen, wie die Geschichtsforschung belegt, Hand in Hand mit Kampf, Krieg und Völkermord. 1900 gab es dort 150 Millionen Menschen, 2000 waren es 1,2 Milliarden. Das ist fast das Zehnfache.

Diese Entwicklung hin zu den quasi fauler werdenden Keimzellen stimmt sogar Peter Sloterdijk optimistisch. An sich ist er von der Selbstzähmung des Menschen in näherer Zukunft ja nicht sonderlich überzeugt. Gelingt es also, die verwilderte Kampffortpflanzung zu limitieren, stellt der deutsche Denker der globalen Selbstdomestikation eine günstigere Prognose aus. Die höchste Stufe der Evolution wäre in dem Moment erreicht, da die großen, intern domestizierten sogenannten Civilisations einander akzeptieren und einen Dialog entwickeln.

Allerdings, meint Sloterdijk, dass es noch ein weiter Weg bis dahin sein wird. Auf die Pädagogik könne man dabei nicht zählen. Sie kommt immer zu spät, weil der neugeborene Mensch als Resultat seiner Frühgeburt zunächst keine Erziehung braucht, sondern Prägungen.

Damit ist er nicht weit weg von Kant, der sagte, dass fehlende Bildung jederzeit zu kompensieren wäre, fehlende Disziplin dagegen nicht. Was Kant in seiner Zeit mit Disziplin umreißt, kann heute als Chiffre für die epigenetische Prägung herhalten. Das Ergebnis ist jedenfalls dasselbe: Dieser Mangel ist nie wiedergutzumachen.

Ist die postpartale Phase schon vergiftet, weil Kinder in einen Krieg hineingeboren werden, der das häusliche Leben beherrscht, kämpfen alle Pädagogen auf verlorenem Terrain. Eine Erkenntnis, mit der der neue Mensch bei der Völkerwanderung, die gerade begonnen hat und so schnell nicht enden wird, konfrontiert sein wird. Die epigenetischen Prägungen werden bei der Integration der Flüchtlinge eine Rolle spielen. Gerade hier stellt sich die große Frage wieder: Homo sapiens sapiens oder Homo sapiens bestialis.

Die Kinder müssen mit den Sünden ihrer Eltern leben. Die Epigenetik kann aus dem Halbfabrikat Mensch ein großes Lebensgebilde machen. Nietzsche hat das *die Münze umprägen* genannt.

Er sah es als Ziel des Lebens, es aus der Rohstoffartigkeit herauszuführen und aus dem Material von Talenten den Übermenschen zu schaffen. In diesem Zusammenhang bedeutet das, aus dem ersten Wurf, den Mütter und Lehrer in die Welt entsenden, ein Ich-Kunstwerk zu schaffen, von anderen geprägt und sich selbst weiterbildend. Eine von anderen gemeißelte Skulptur aus Fleisch und Blut, an der er selbst weiterarbeitet.

Die Epigenetik hat weit vor ihrer Entdeckung ihre Spuren gezogen. Selbst Martin Heidegger, einer der größten deutschen Philosophen und Grundsteinleger eines neuen Weltverständnisses, spricht sie an. Er ortet sie in den menschlichen Stimmungen. Sie sind für ihn ein Färbebad, in das die Existenz sich eingetaucht sieht, und die unseren Urteilen zuvorkommen. Welche Meinung sich auch später herausbildet, sie ist unvermeidlich nur noch die Tönung dieser Stimmung.

Nach Heideggers Diagnose leidet der zeitgenössische Mensch an einer generalisierten Diffusion. Gemeint ist ein Übel, das sich in der Unfähigkeit manifestiert, von der Sache her überzeugt zu werden. Begleitet wird das Unvermögen von der Neigung, mit jeder öffentlichen Erregung mitzulaufen, und für jede Art der Überredung ein offenes Ohr zu haben. Der Zustand ist extrem unangenehm. Wir sind epigenetisch überfordert und vollkommen überreizt.

Die Stimmung ist in der Philosophie ausgesprochen wichtig. Sie verbindet den Menschen erstmals in seiner Eigenzeit und mit seiner Epoche. Stimmungen sind die Brücke vom Einzelnen zum Kollektiv.

Heidegger trifft sich auch in einem weiteren Punkt mit den jüngsten biologisch-neurologischen Erkenntnissen. Seine Einsicht, das Sein als Zeit und Ort aufzufassen, war in Zusammenhang mit den Place und Time Cells erstaunlich richtig.

Nach Kant erkennt der Mensch die objektive Wirklichkeit in genau dem Maß, in dem diese Wirklichkeit den Strukturen des Geistes entspricht. Allerdings wird unser Geist vorher von der Umwelt geformt. Die Place und Time Cells tasten die Außenwelt ab. Sie imprägnieren den Geist.

Wie Kopernikus die wahrgenommene Bewegung des Himmels durch die Bewegung des Beobachters erklärt, erklärt Kant die wahrgenommene Ordnung der Welt durch die faktische Ordnung des Beobachters.

Die Wissenschaft kann die sichere Erkenntnis der Erscheinungen in Zeit-Raum-Koordinaten für sich beanspruchen. Die arrogante Erkenntnis der gesamten Wirklichkeit steht ihr nicht zu. Nie darf die Wissenschaft die Möglichkeit gänzlich ausschließen, dass auch die Wahrheit der Religion Gültigkeit besitzt.

Eine Welt, die außerhalb unserer Time und Place Cells liegt.

Sie existiert.

Unsere Leseempfehlung

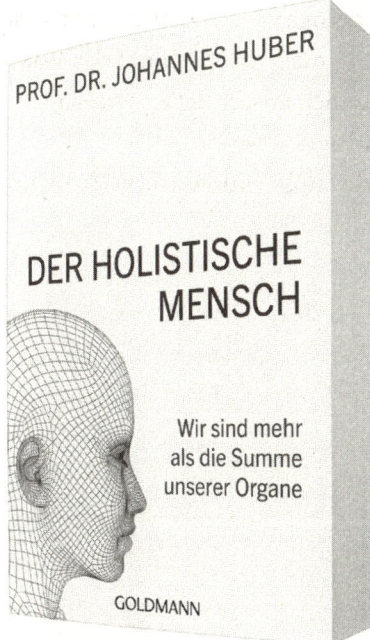

336 Seiten
Auch als Hörbuch
erhältlich

Der Holismus versteht den Menschen nicht nur als körperliches Wesen, sondern versucht, ihn in seiner Gesamtheit zu begreifen. Denn Forschungen zufolge bilden Körper, Geist und Seele ein komplexes System, das mit anderen komplexen Systemen kommuniziert. Auf Basis von Quantenphysik, Epigenetik und moderner Medizin erklärt der renommierte Arzt Prof. Dr. Dr. Johannes Huber diese spannenden Wechselbeziehungen. So sind bei der Zeugung eines Menschen gewisse Dinge bereits vorherbestimmt – nicht nur durch die DNA, sondern auch durch die Handlungen unserer Eltern und Großeltern.

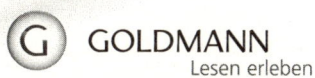

Unsere Leseempfehlung

288 Seiten

Die heutigen anerkannten Fakten der Naturwissenschaft sind unvollständig, weil sie Geist, Willen und Emotionen ignorieren. Dr. Ulrich Warnke erklärt wie Bewusstsein und Unterbewusstsein die Realitätsbildung steuern und zeigt, wie wir diese Fähigkeiten in uns aktiveren – so, wie es auch in vielen mystischen Texten geschrieben steht. Der Schlüssel für eine „neue Weltschöpfung" sind bestimmte Bewusstseinszustände, die wir erlernen können. Dadurch erhalten wir wirkungsvolle Werkzeuge, um unsere Lebensbedingungen zum Positiven zu wenden.

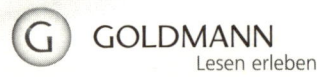